目から うろこ 輸液栄養時における

フィジカルアセスメント・配合変化・輸液に用いる器具

一般社団法人 東京都病院薬剤師会 編

薬事日報社

はじめに

　このたび、東京都病院薬剤師会 輸液・栄養領域薬剤師養成特別委員会の標準テキストとして、薬事日報社より「目からうろこ 輸液栄養時におけるフィジカルアセスメント・配合変化・輸液に用いる器具」が刊行されました。

　輸液・栄養療法は多くの診療科で日常的に使用されている基本の医療の一つです。そして、その基本を実践するのに必要とされる知識に、薬剤や輸液・経腸栄養剤との配合変化、輸液・経管栄養時のラインの組み方、フィジカルアセスメントの習得などがあげられます。

　しかし、薬剤師はこれらの基本知識を学ぶ環境はあり、知識として理解はしていますが、まだ実践に活かせていないことが多いのではないかと感じました。やはり、薬剤師は薬の専門家であると同時に、その適正使用に至る医療器具の使用方法や、薬剤の使用により変化した患者の状態を理解することが大切であり、アセスメントを行うことで、安全でより良い医療を行えると考えます。

　そこで、東京都病院薬剤師会 輸液・栄養領域薬剤師養成特別委員会では、「配合変化・輸液ライン・フィジカルアセスメント体験研修会」を企画しました。本研修会では、知識として理解するだけでなく、実際に輸液と薬剤の配合変化を体験し、輸液ラインの組み立てや輸液ポンプの設定などを行います。また、聴診器を用いた聴診や血圧測定などフィジカルアセスメントを実際に体験していきます。薬剤師にとって必要とされる知識・技能であり、薬剤師の職能の向上につながると確信し、東京都病院薬剤師会 輸液・栄養領域薬剤師養成特別委員会の標準テキストとして刊行するに至りました。

　本研修会を体験できることが一番の望むかたちですが、まずは本テキストを通して、これらの領域の医療を今まで実際にどのように進めていけばよいのか模索していた薬剤師にとって、少しでも力になり、まずは初めの一歩を踏み出せる環境を作ることができればと考えました。このことが、今以上にこれからの薬剤師のレベルアップにつながり、チーム医療の促進、また、安全でより良い医療を実践できるようになると考えます。これからも皆様がご活躍できることを願っています。

平成26年5月

　　　　　　　　　　　東京都病院薬剤師会　輸液・栄養領域薬剤師養成特別委員会
　　　　　　　　　　　　　　　　　　　　委員長　西澤　健司

目　次

第1章　輸液の基礎

1．輸液を行う際に使用する医療機器（デバイス）について ……………… 1
2．輸液システム ……………………………………………………………… 2
　2.1．輸液セット　2
　　≪体験実習1－1　輸液ラインの組み立てとプライミング≫　3
　　≪体験実習1－2　点滴筒の滴数を見て流量を調整≫　3
　2.2．穿刺デバイス　4
　　≪体験実習1－3　翼状針と留置針の穿刺体験≫　6
3．医療機器と薬剤の相互作用 ……………………………………………… 6
　3.1．PVC製デバイスと薬剤の吸着、収着、溶出　6
　3.2．ポリカーボネイト製デバイスと薬剤の相互作用　7
　3.3．その他注意を要する薬剤　8
　3.4．フィルタ関連　8
　　≪体験実習1－4　脂肪乳剤によるフィルタ目詰まり体験≫　9

第2章　輸液の投与管理

1．中心静脈栄養 …………………………………………………………… 11
2．混注ポートの変遷～閉鎖式とは～ …………………………………… 12
　　≪体験実習2－1　閉鎖式ラインのプライミング≫　13
3．輸注ポンプについて …………………………………………………… 13
　3.1．輸液ポンプ　14
　3.2．シリンジポンプ　15
　3.3．輸注ポンプの安全対策とメーカーの取組み　16
　　≪体験実習2－2　輸液ポンプの操作≫　17
　　≪体験実習2－3　シリンジポンプの操作≫　17
4．輸液の実際 ……………………………………………………………… 17
　4.1．脂肪乳剤の側管注　17
　4.2．ワンショットの際の注意　19

第3章 経腸栄養管理の実際

1. 経腸栄養管理の位置づけ ……………………………………………… 21
2. 経腸栄養法の投与経路 ………………………………………………… 22
   - 2.1. 経鼻法　22
   - 2.2. PEG　22
   - 2.3. 胃瘻カテーテルの種類　24
     - ≪体験実習3－1　胃瘻バルーン・チューブ型≫　24
     - ≪体験実習3－2　胃瘻バルーン・ボタン型≫　25
     - ≪体験実習3－3　胃瘻バンパー・ボタン型≫　26
   - 2.4. PEG-J、PTEG　27
3. 経腸栄養剤の種類 ……………………………………………………… 27
   - 3.1. 消化態経腸栄養剤・成分経腸栄養剤　29
   - 3.2. 半消化態経腸栄養剤　30
     - ≪体験実習3－4　経腸栄養剤試飲≫　32
4. 経腸栄養管理における下痢対策としてのRTH製剤 ………………… 32
   - ≪体験実習3－5　RTH製剤と栄養管セット接続実習≫　34
5. 経腸栄養剤の半固形化 ………………………………………………… 34
   - ≪体験実習3－6　半固形化経腸栄養剤の調製≫　34
6. 経腸栄養管理時の薬剤投与 …………………………………………… 35
   - 6.1. 経腸栄養剤投与時の薬剤投与方法の工夫（簡易懸濁法）　35
     - ≪体験実習3－7　簡易懸濁法の実際≫　35
   - 6.2. 経腸栄養剤と医薬品の相互作用　36

第4章 配合変化

1. 配合変化とは …………………………………………………………… 39
2. pHに依存した配合変化 ………………………………………………… 39
   - 2.1. pH変動試験結果の見方　41
   - 2.2. 配合変化の予測　参考例(1)　41
   - 2.3. 配合変化の予測　参考例(2)　42
3. pH非依存性の配合変化：イオンによる沈殿反応 …………………… 46
4. 輸液に特有な配合変化 ………………………………………………… 48
   - 4.1. 輸液による希釈効果　48
   - 4.2. 手技による配合変化への影響　48

  4.3. 側管投与における配合変化 *49*

5．配合変化実習……………………………………………………………… *51*
  ≪体験実習4−1 注射用カンレノ酸カリウムを用いた配合変化≫ *51*
  ≪体験実習4−2 オメプラゾールナトリウム注射剤を用いた配合変化≫ *52*
  ≪体験実習4−3 フェニトインナトリウム注射液を用いた配合変化≫ *53*

第5章　輸液栄養管理とフィジカルアセスメント

1．バイタルサインと薬剤師……………………………………………………… *55*
 1.1. バイタル正常値 *55*
  ≪体験実習5−1 聴診器の使い方と血圧測定≫ *56*
2．病態シナリオと輸液の処方提案……………………………………………… *58*
 2.1. 症例 *58*
 2.2. 症例に対する処方提案 *59*
  ≪体験実習5−2 フィジコモデルを用いたフィジカルアセスメント≫ *60*

第6章　臨床現場におけるフィジカルアセスメントと輸液管理

1．身体所見（フィジカルアセスメント）………………………………………… *61*
2．医学部におけるテュートリアル教育…………………………………………… *61*
3．医学部におけるOSCE（Objective Structured Clinical Examination：
　　客観的臨床能力試験）………………………………………………………… *61*
4．フィジカルアセスメントの位置づけ…………………………………………… *62*
5．主訴から展開する診断学……………………………………………………… *63*
6．輸液の処方から期待される効果と副作用による身体所見の変化……… *63*

索引………………………………………………………………………………… *65*

第1章

輸液の基礎

1. 輸液を行う際に使用する医療機器（デバイス）について

　医療機器とは、薬事法の第二条第四項に「人若しくは動物の疾病の診断、治療若しくは予防に使用されること、又は人若しくは動物の身体の構造若しくは機能に影響を及ぼすことが目的とされている機械器具等であつて、政令で定めるもの」と定義されている。輸液管理に用いられる医療機器もまた、薬事法の規制下にあり医薬品と同様に添付文書がある。

高度管理医療機器 **クラスⅣ** 冠動脈ステント、人工血管、PTCAカテーテル、血管造影用カテーテル、中心静脈用カテーテル、ガイドワイヤー、イントロデューサー　etc **クラスⅢ** 人工呼吸器、輸液ポンプ、シリンジポンプ、人工肺・回路、人工心肺装置、透析機器、血糖測定器、成分採血装置　etc
管理医療機器　クラスⅡ 注射針、針付注射筒、採血針、真空採血管、手術用手袋、三方活栓、輸液ポンプ用輸液セット、延長チューブ、留置針、輸液用フィルタ、輸血セット、輸血用フィルタ、膀胱留置用カテーテル、導尿用カテーテル、吸引カテーテル、栄養カテーテル、透析用血液回路　etc
一般医療機器　クラスⅠ 注射筒、針なし輸液セット、経腸栄養注入セット、コネクタ類　etc

図1.1　医療機器のクラス分類

　医療機器は身体への侵襲性やリスクによって、大きく4つのクラスに分類される。
- クラスⅠ：一般医療機器　針なしシリンジや経腸栄養注入セットなど。
- クラスⅡ：管理医療機器　注射針や輸液ポンプ用輸液セット、導尿用カテーテルなど。
- クラスⅢ：高度管理医療機器　輸液ポンプやシリンジポンプ、血糖測定器、人工心肺装置など。
- クラスⅣ：高度管理医療機器　冠動脈ステントや中心静脈用カテーテルなど。
- その他、生物由来製品（人工弁など）、特定保守管理医療機器（修理・点検に専門的

な知識および技能が必要な機器：X線検査装置、輸液ポンプ、シリンジポンプなど）、設置管理医療機器（透析装置など）などの区分もある。

2．輸液システム

2.1．輸液セット

輸液セットとは、患者に輸液を注入するために用いる医療機器である。薬剤と患者のライン接続部の高低差を利用して注入するものと、輸液ポンプなどを使用して注入するものがある。輸液セットは、瓶針、点滴筒、クランプ（クレンメ）、チューブで構成されている。

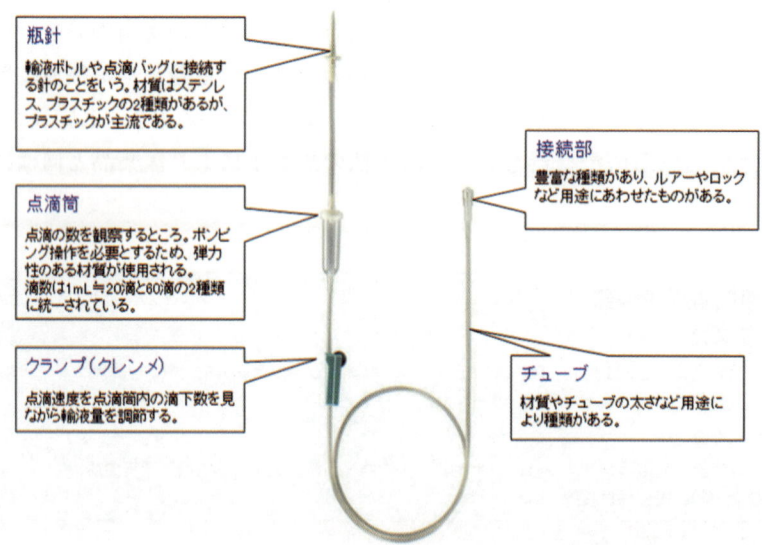

図1.2　輸液セットの構成パーツ

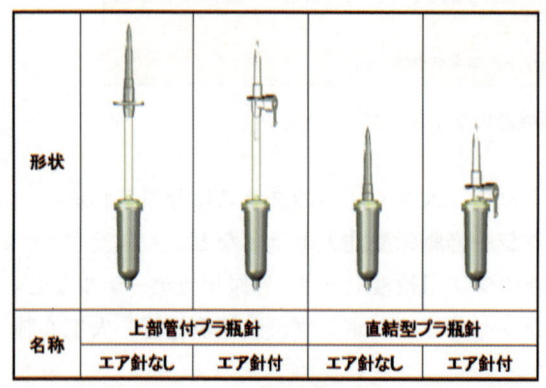

㈱ジェイ・エム・エス画像提供　　　　　　　㈱ジェイ・エム・エス画像提供

図1.3　瓶針の種類　　　　　　図1.4　輸液セットの種類とクランプの着色の例

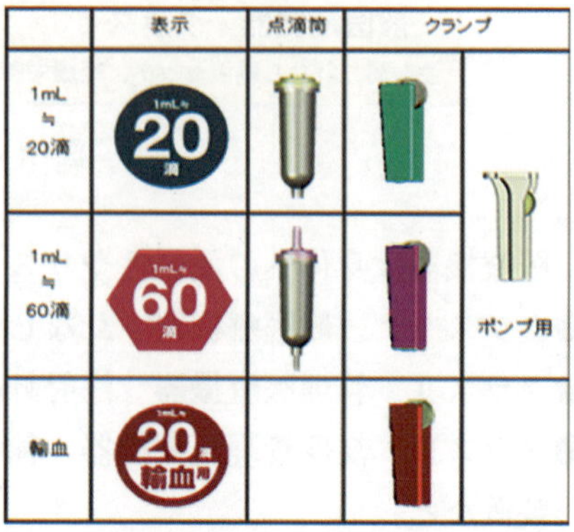

【瓶針】 現在はプラスチックの瓶針が主流となっている。瓶針と点滴筒の間に上部管があるものと、直結のものがある。また、瓶針の内部を二層構造とし空気の流路を作ることで、瓶針とエア針を一体にしたものがある。

【点滴筒】 20滴／1mLの成人用（一般用）と60滴／1mLの微量用（小児用）の2種類がある。

【クランプ（クレンメ）】 コロを上から下へスライドさせることで、チューブを徐々に押しつぶしていき、一番下でチューブを閉塞する機構になっている。コロの位置によって滴下の速度を調節できる。成人用（一般用）と微量用（小児用）の輸液セットの取り違えを防止するために、クランプの色を変えるなどの工夫がなされている。

≪体験実習1-1　輸液ラインの組み立てとプライミング≫

①輸液セット→三方活栓→輸液フィルタ→延長チューブの順番に繋ぎ、輸液ラインを組み立てる。
②輸液製剤に輸液セットの瓶針を差し込み接続する（このときクランプが閉塞状態になっていることを確認することが重要）。
③輸液製剤をガートル台に吊るす。点滴筒内を輸液が半量程度満たすように調節する。
④クランプを少しずつ開きプライミング（輸液をライン内に満たす）を行う。

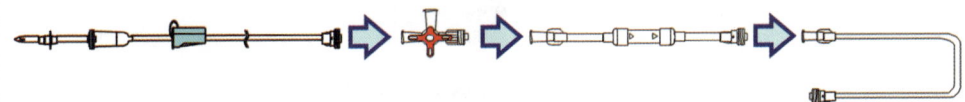

図1.5　①組立てのイメージ

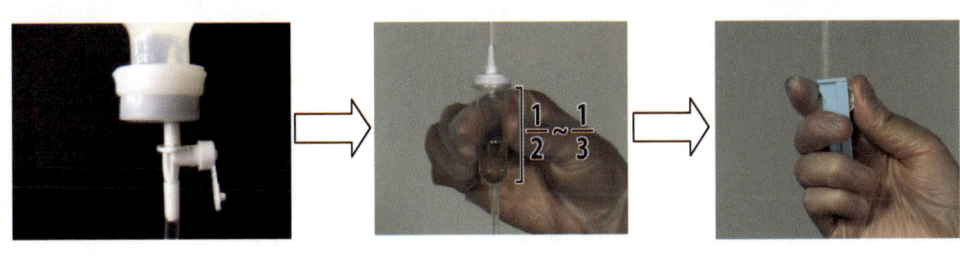

図1.6　輸液セットのプライミング方法

≪体験実習1-2　点滴筒の滴数を見て流量を調整≫

　下記例題について、電卓での計算、および滴数換算表から15秒あたりの滴数を求め、実際にクランプを操作し速度調整を体験する。

例題①250mLの薬液をおよそ3時間で投与したい、医師からの指示は80mL/h。20滴の輸液セットを使用したとき、15秒あたりの滴数を求めなさい。

例題②120mL の薬液を 4 時間で投与したい。60滴の輸液セットを使用したとき、15秒あたりの滴数を求めなさい。

1mL≒20drop

	100mL	200mL	500mL	800mL
0.5hr	17	33	83	133
1.0hr	8	17	42	67
2.0hr	4	8	21	33
3.0hr	3	6	14	22
4.0hr	2	4	10	17
5.0hr	2	3	8	13

1mL≒60drop

	100mL	200mL	500mL	800mL
0.5hr	50	100	250	400
1.0hr	25	50	125	200
2.0hr	13	25	63	100
3.0hr	8	17	42	67
4.0hr	6	13	31	50
5.0hr	5	10	25	40

※15秒間の点滴換算表

図1.7　滴数換算表

2.2. 穿刺デバイス

穿刺デバイスの種類として注射針、翼状針、留置針などがある。

長さの種類：½　¾　1　1・½　1・¼

ゲージ／針基／先端	18G ピンク	19G クリーム	20G 黄	21G 緑	22G 黒	23G 青色	24G 紫	25G 橙色	26G 茶	27G 灰
RB	混注			筋肉	皮下 筋肉	皮下 筋肉	皮下	皮下	皮内	
SB				静脈	静脈	静脈				

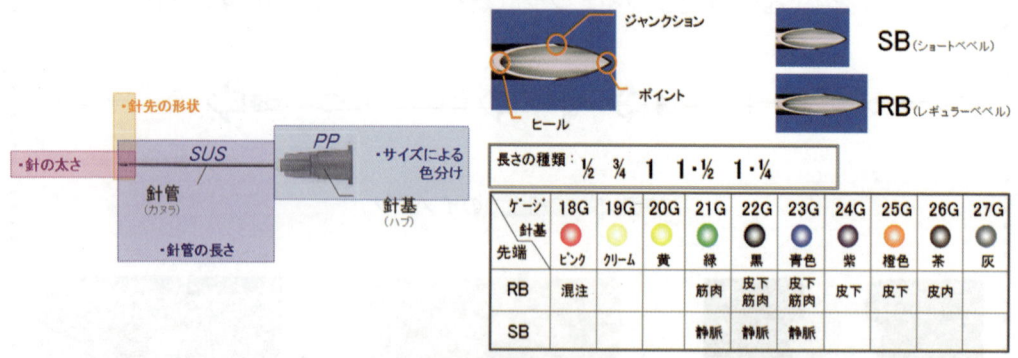

図1.8　注射針の構造

【注射針】

注射針は、ステンレス製の針管（カヌラ）とポリプロピレン製の針基（ハブ）からなる。針の長さはインチで表示され、1 インチ＝2.54cm である。

注射針の太さは、『G（ゲージ）』で表され、数字が大きくなるほど針は細くなる。2007年に JIS 規格によって G 数で針基の色が規定された。一般的な静脈穿刺では21G、22G、23G が選択される。

針先はポイント、ジャンクション、ヒールの 3 点で構成されている。ポイントとジャンクションの間の刃面の長さの違いにより RB（レギュラーベベル）と SB（ショートベベル）とに分けられる。刃面の長さの違いは、針先の刃面の角度によって決まり、鋭

角にすると切れ味が良くなるが、刃面に長さが必要になる。そのため、細い血管にアクセスする場合や皮下注射などでは、刃面の長さを短くしたSBが好まれる場合もある。

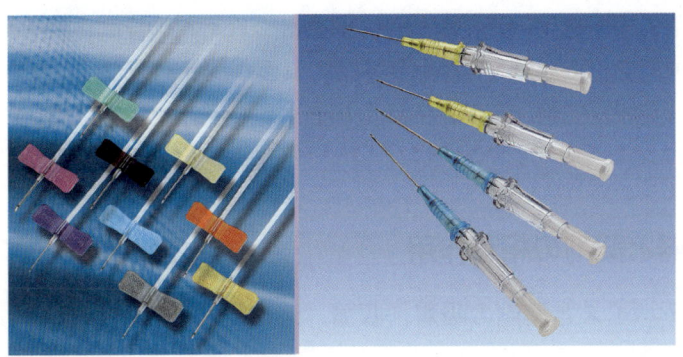

㈱ジェイ・エム・エス画像提供

図1.9　翼状針、留置針の商品例

【翼状針および留置針】

　穿刺した針を血管内に留置する際に固定しやすいように翼を付け、針を短くしたものが翼状針である。また長期留置の際に侵襲を少なくするため、金属針を内針として、柔らかいプラスチックのカテーテルを血管内に留置するものが留置針である。一般的に、2〜3時間程度の短時間の点滴では翼状針が、24時間以上の留置や小児など血管ルートの確保が困難な場合に留置針が適応となっている。

　以前は静脈注射は医師にしか許されていなかったが、2002年の規制緩和（平成14年9月30日付　医政発第0930002号）以降、一定以上の臨床経験を有し、かつ一定の教育を受けた看護師も実施できるようになった。最近では、留置針が選択される割合が増えてきている。

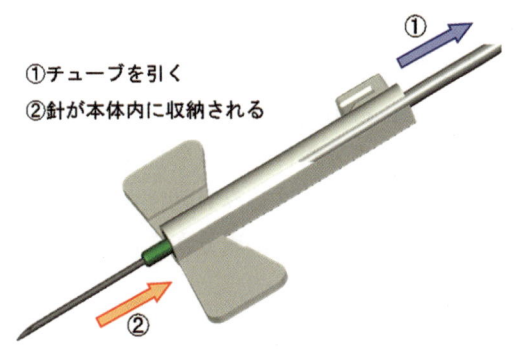

①チューブを引く
②針が本体内に収納される

㈱ジェイ・エム・エス画像提供

図1.10　翼状針の安全機構の例

　注射針を使用する際、医療従事者の針刺し事故対策が課題となっている。図1.10のように使用後の針先が誤って使用者に刺さってしまうこと（誤穿刺）を防止する、安全機

5

構のついたデバイスがメーカー各社より販売されている。

≪体験実習1−3　翼状針と留置針の穿刺体験≫
穿刺練習用の模型を用いて、翼状針、留置針それぞれの穿刺体験を行う。
①翼状針を模擬血管に穿刺し、静脈到達時のフラッシュバック（逆流）を体験する。
②静脈留置針を模擬血管に穿刺、内針を抜きカテーテルを留置する。

3．医療機器と薬剤の相互作用

3.1．PVC製デバイスと薬剤の吸着、収着、溶出

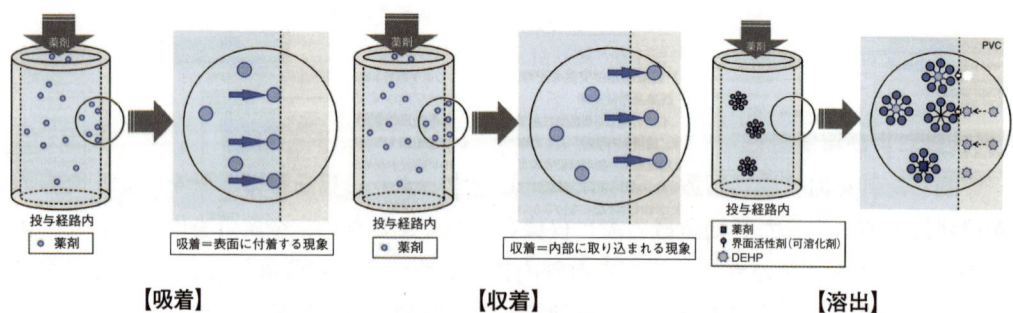

編集／赤瀬明秀、中村均：根拠からよくわかる注射薬・輸液の配合変化、羊土社2009
図1.11　チューブ材質への吸着・収着・溶出

　輸液セットのチューブの素材は、最も代表的なものがポリ塩化ビニル（PVC）である。PVCは加工性や耐久性に優れ、医療機器のみならず多くの工業製品に用いられている。本来は水道管にも用いられるほどに硬度のある素材である。そのため、チューブに加工されるときには、可塑剤（DEHPなど）をPVCに添加し柔軟性を持たせている。このPVC製のチューブと薬剤との間で相互作用が起こることが知られており、問題となる場合がある。薬剤の吸着、収着、溶出である。
【吸着】　チューブや容器の表面に成分が付着し有効性が損失すること。
【収着】　チューブや容器などへ成分が溶け込み有効性が損失すること。
【溶出】　チューブや容器の内部に添加された成分が、注射溶液内に溶け出すこと。

【チューブと薬剤の相互作用の対策】
　界面活性剤が添加された薬剤や脂溶性の薬剤は、DEHP（di（2-ethylhexyl）phthalate）を含有するPVC製の医療機器と接触することによりDEHPを溶出させる。この問題の対策として、可塑剤の種類をDEHPからTOTM（Trioctyl-trimellitate）という材料に変更したチューブ（DEHPフリー）がある。TOTMはDEHPに比べて溶出を抑

えることが可能であるが、チューブの素材としてはPVCを使用していることから、吸着（収着）の問題は残る。

そこで、もう一つの対策としてチューブの素材そのものを、PVCから吸着の起こりにくいポリブタジエン等に変更したチューブ（PVCフリー）がある。PVCフリーでは多くの薬剤における吸着、収着、溶出を防ぐことができるが、これも完全ではなくインスリンではPVCフリーチューブを用いてもチューブ表面に吸着してしまうことが知られている。

問題点	PVC 可塑剤含有 DEHP	DEHP-Free 可塑剤変更 TOTM	PVC-Free 素材変更 ポリブタジエン
1：内分泌かく乱物質（精巣毒性） 可塑剤DEHPがひまし油・レシチン・ポリソルベートなどの可溶化剤を用いた薬剤により溶出する。	×	△	○
2：薬剤吸着 PVCがニトログリセリン・シクロスポリンなどを吸着する。	×	×	○
3：環境毒性 使用後の焼却廃棄による塩素ガス等（他にダイオキシン）の発生。	×	×	○

図1.12　チューブ材質と問題点の対比表

3.2. ポリカーボネイト製デバイスと薬剤の相互作用

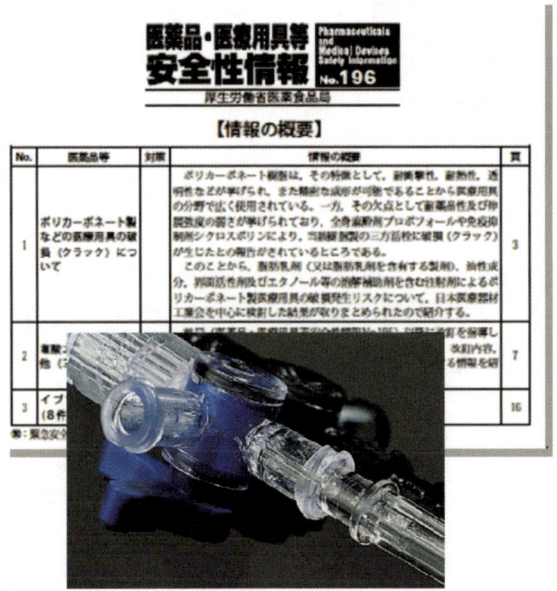

図1.13　ポリカーボネートのソルベントクラック

医療機器に多用されている材料としてポリカーボネート（PC）がある。PCを使った

代表的な製品が三方活栓である。PC 製の三方活栓から脂肪乳剤の投与を行った場合に、脂肪乳剤が浸潤した部分をロックで締め付けることにより、クラックが発生すること（ソルベントクラック）が知られている。

3.3. その他注意を要する薬剤

関節リウマチで使用されるアバタセプト（販売名：オレンシア）や、肝臓癌の動脈注射で使用されるミリプラチン水和物（販売名：ミリプラ）は、シリンジなどの潤滑剤に使用されるシリコーン油との相互作用で、凝集や不溶物が発生することがある。

ダカルバジンは光分解によって発痛物質を生成するため、点滴経路全般を遮光して投与することを推奨している。

3.4. フィルタ関連

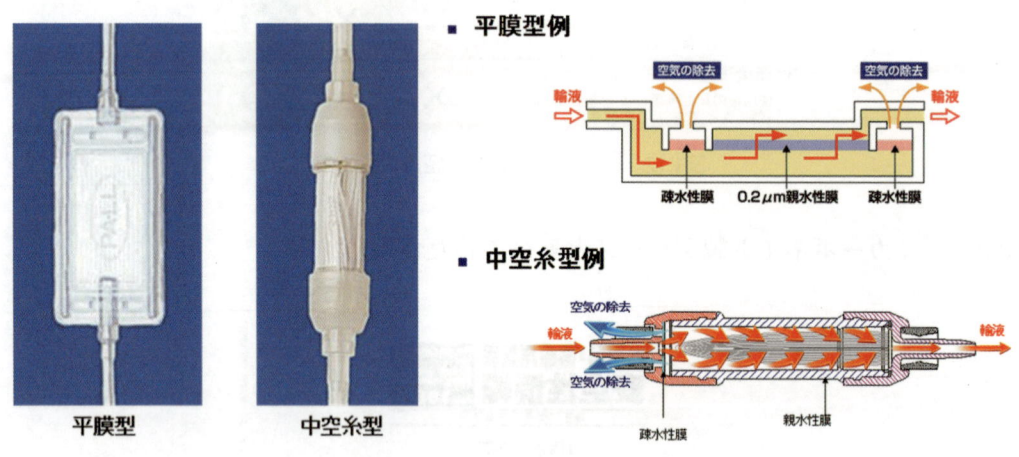

㈱ジェイ・エム・エス画像提供

図1.14　輸液フィルタの種類と構造

輸液フィルタの役割は細菌の捕捉・微粒子の捕捉・沈殿物の捕捉・空気の捕捉である。微粒子には薬剤のミキシングを行う際のアンプル片や、注射針で削れた輸液用ゴム栓のゴム片（コアリング）などが代表例に挙げられる。

一般的な輸液フィルタには、ろ過機能を持った親水膜に加え、ハウジング部に疎水性の膜を取り付けることによって、ライン内に混入した空気をフィルタの外に排出することができる。また、エンドトキシンの除去ができる製品も市販されている。

フィルタの形状には平膜型と中空糸型がある。一般に輸液用で使用される膜の孔径は 0.2μm となっており、ガラス片やゴム片（<1.0μm）、カンジタ（4.0 − 2.0μm）やブドウ球菌（1.5 − 0.5μm）のように微生物を捕捉できる大きさとなっている。

現象	原因	代表的な医薬品
目詰まり	分子量が大きい	アルブミン製剤、グロブリン製剤、ファンギゾン注、ケイツーN注、コンドロイチン硫酸鉄など
	粘度が大きい	グリセオール注、低分子デキストラン注など
	乳化剤・懸濁剤	リプル注、パルクス注、ロピオン注、ミキシッド-L.H など
	油性製剤	ビタミンA製剤、ビタミンD製剤、サンディミュン注、プログラフ注など
吸着	分子間結合など	インスリン製剤、ミリスロール注、ボスミン注、セルシン注、ロピオン注、コスメデン注、オンコビン注、ビンクリスチンなど
溶解	変性	ラステット注、ベプシド注
液漏れ	親水性	溶解補助剤、界面活性剤を含有している薬剤、フェノバール注、セルシン注など

編集／赤瀬明秀、中村均：根拠からよくわかる注射薬・輸液の配合変化、羊土社2009

図1.15　輸液フィルタと相互作用を起こす代表的名医薬品

　輸液フィルタと相互作用を起こす薬剤としては、脂肪乳剤や血液製剤のように、分子量が大きくフィルタを目詰まりさせるものや、インスリンやニトログリセリンのように吸着を起こすもの、エトポシドのようにフィルタの素材を変性させてしまうもの、などがある。

　また、パクリタキセルのような難水溶性の薬剤を5％ブドウ糖液又は生理食塩水にて希釈した希釈液を投与する場合は、過飽和状態にあるために、0.22μm以下の輸液フィルタを使用することを添付文書に記載している薬剤もある。

≪体験実習1-4　脂肪乳剤によるフィルタ目詰まり体験≫
①輸液セットを脂肪乳剤に接続し、プライミングを行う。
②組み立てた輸液ラインのフィルタ上部の三方活栓に①のラインを接続し、メイン、側注それぞれのクランプを徐々に開け、投与を行う。
　脂肪乳剤によりフィルタが目詰まりを起こすとメインの輸液ラインの滴下が止まることを確認する。
　脂肪乳剤の薬剤バッグを持ち上げ、メインのライン内を脂肪乳剤が逆流することを確認する。

memo

第2章
輸液の投与管理

1．中心静脈栄養

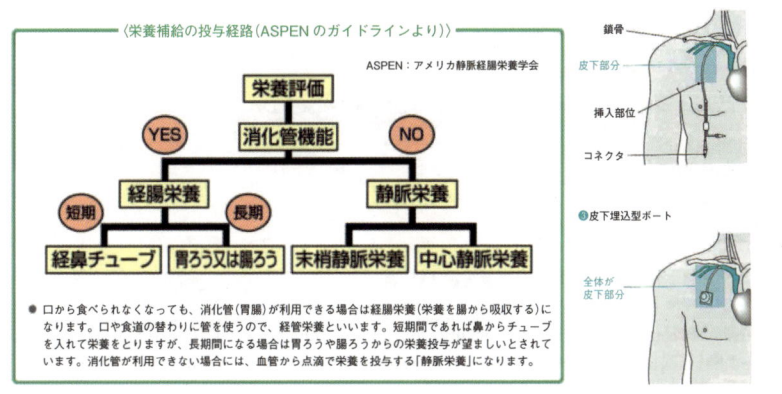

図2.1　栄養補給の投与経路

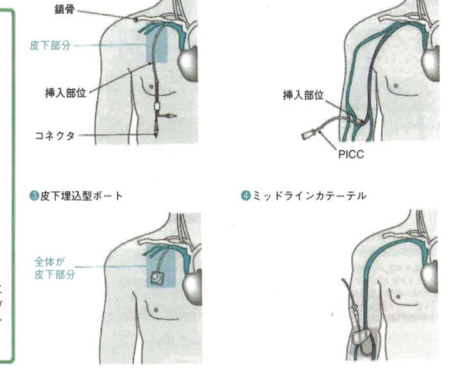

訳・著／満田年宏：血管内留置カテーテル関連感染予防のためのCDCガイドライン2011、ヴァンメディカル

図2.2　CVカテーテルの挿入部位

　中心静脈栄養（TPN）は1日の全栄養所要量を静脈から補給する方法である。一般的には鎖骨下静脈や内頚静脈からカテーテルを挿入し、カテーテル先端を上大静脈の気管分岐部より上部に留置する。もしくは大腿静脈より挿入した場合は腎静脈より上部の下大静脈に留置する。カテーテルの接続部は、刺入部からそのまま出てくるのではなく、皮下トンネルを通して遠位より出てくるものや、皮下埋込ポートタイプ、最近では、末梢静脈挿入式中心静脈カテーテル（PICC）と呼ばれるものもある。

　これは、肘もしくは上腕部から挿入したカテーテルの先端を右心房近傍まで進め留置する鎖骨下静脈や内頚静脈からのアクセスに比べて、カテーテル挿入術に伴う合併症（気胸や血管損傷）のリスクが低いとされる。

　また、PICCと同様に肘や上腕の太めの末梢静脈を狙い、通常の末梢点滴よりもやや濃度の高い点滴を投与するミッドラインカテーテルと呼ばれるのもある。ミッドラインカテーテルは刺入部からの血流感染を防止する上で有効性があると言われている。

2．混注ポートの変遷〜閉鎖式とは〜

　TPNに代表される輸液ラインにおいて、閉鎖式と呼ばれる混注用デバイスを使用されることが多くなっている。
　現在、輸液に使用する閉鎖式デバイスの原点には、注射針を使用せずに混注操作を行うことができるニードルレスデバイスがあるが、これはアメリカにおいて針刺し事故防止の観点から開発されたものである。

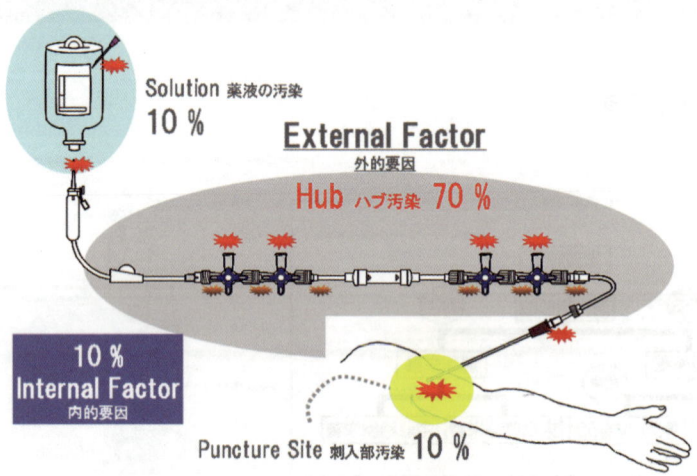

Pathogenesis of Catheter Sepsis: Prospective Study with Quantitative and Semiquantitative Culture of Catheter Hub and Segments, JOSEFINA LINARES, Journal of Clinical Microbiology, Mar. 1985, p357-360.

図2.3　カテーテル関連血流感染（CR-BSI）の要因

　では、なぜニードルレスである三方活栓は問題視されているのか。ここで、CR-BSIのリスク評価（図2.3）によると、感染のリスク要因は大きく分けて4つある。
【薬液の汚染：10%　刺入部の汚染：10%　患者の内的要因：10%　外的要因：70%】
　このときの外的要因は、輸液ラインの組み立てや、混注時に接続部が開放状態になる

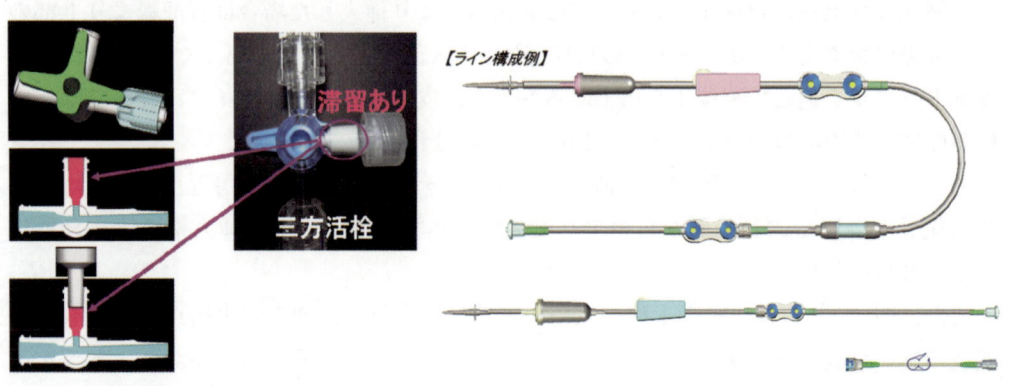

図2.4　三方活栓の滞留部

㈱ジェイ・エム・エス画像提供

図2.5　一体型輸液ラインの一例

こととされており、このリスクを軽減することが日本においては閉鎖式の主な目的となっている。

そこで開放式の代表に挙げられているのが三方活栓であり、混注時の側管部が問題とされている。混注の度に外気と接触するこの狭い突起部を、清潔に管理することは容易ではなく、また使用していない間、この空間に薬液は充填された状態で留まる（滞留）。そのことが配合変化のリスク・空気溜まり・菌が混入した場合の増殖といったリスク要因として考えられている。

そのため、ニードルスで混注時にも外気に触れない、さらに、接触汚染のリスクを抑えるため、あらかじめ組み立てられた一体型の輸液ラインが閉鎖式デバイスの検討の際には好まれている。

≪体験実習2−1　閉鎖式ラインのプライミング≫
①TPN用キット製剤の準備。
②輸液セットのプライミング。
　前回の輸液セットのプライミングを踏まえて行う。今回は、閉鎖式の混注ポートと輸液フィルタがあらかじめ一体になっているので、輸液フィルタのエアベントの位置を把握し、エアベントを上に向けて充填を行う。

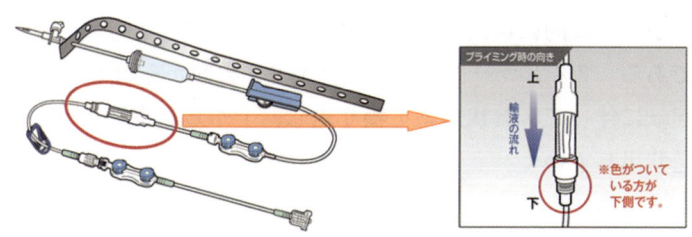

㈱ジェイ・エム・エス　プラネクタ取り扱いガイドより抜粋

図2.6　閉鎖式輸液ラインのプライミング

3．輸注ポンプについて

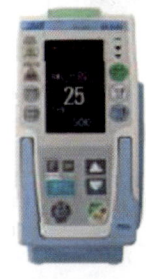 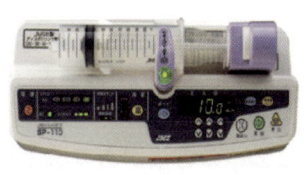

㈱ジェイ・エム・エス画像提供

図2.7　輸液ポンプとシリンジポンプの商品例

輸注ポンプとは、静脈点滴に使用され薬液を一定時間内に一定の速度で投与するために使用する。代表的な機器に輸液ポンプとシリンジポンプがあり、一般的にシリンジポンプの方が精度が高く（±3％）、カテコラミンやドーパミン、麻酔薬など持続的な微量投与にはシリンジポンプが用いられる。一方の輸液ポンプは高流量が必要な場合や、決まった時間で投与したい場合に使用される。

3.1. 輸液ポンプ

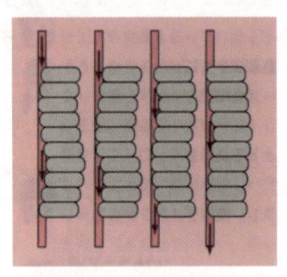 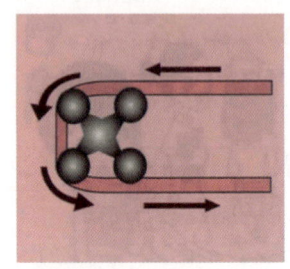

フィンガータイプ　　　　　　　　ローラータイプ

図2.8　輸液ポンプの仕組み

輸液ポンプが薬液を送り出す仕組みとしては、主にフィンガータイプとローラータイプが挙げられるが、一般的に輸液ポンプとして使用されているもののほとんどが、フィンガータイプである。フィンガータイプは文字通り、数個から数十個の棒（フィンガー）がモーターの回転に伴って、波状運動を繰り返し、上から順番にチューブ内の薬液を扱き出すように送り出していく。

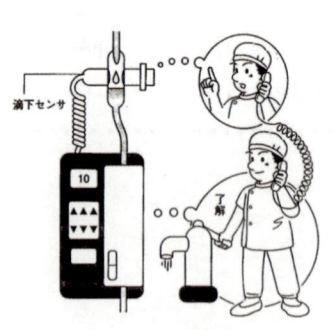 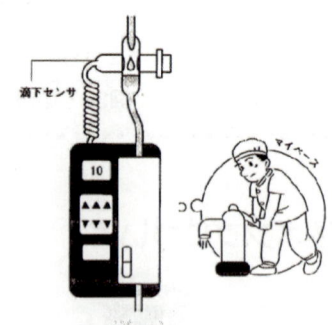

滴下数制御方式　　　　　　　　　容積制御方式

図2.9　輸液ポンプの制御方式

駆動の制御方式には2つの方法があり滴下数制御方式と容積制御方式である。
滴下数制御方式は、点滴筒に装着した滴下センサーで落下してくる滴を検知し、モーターの回転数を制御する。この制御方式のポンプは、メーカーによらず輸液セットを選べることから、汎用ポンプとも呼ばれる。しかし、粘調度など薬剤の性質で滴の大きさ

が変化する薬剤では、その変化が流量誤差になってしまう、という弱点がある。

　もう一方の容積制御方式では、輸液ポンプが専用輸液セットのチューブ径（太さ）を記憶している。そのため、モーターを1回転させたときに扱い出される薬液の量が決まり、モーターの回転速度で輸液速度をコントロールする。この方法の長所は薬液の特性に左右されることなく投与できることであるが、短所には原則、専用輸液セットを使用する必要があり、この専用輸液セットが高価であること、また24時間ごとにポンプが扱いている場所をずらす作業をせずにいると、チューブが劣化し流量誤差の原因となる、ということが挙げられる。

　どちらの制御方式にも一長一短があり、まとめたものが図2.10である。実際には、使用する薬剤や輸液セットなど各施設の状況によって選択されている。

	滴下数制御方式	容積制御方式
長所	輸液セットの種類を選ばず、幅広い種類の輸液ルートが使用できる。	薬剤の粘調度に影響されない。
短所	薬剤の粘調度、表面張力等により、流量精度に影響を受ける。	専門の輸液セットが必要、チューブの径の精度や掛け方、長時間使用によるチューブの劣化により流量誤差を生じる。

図2.10　輸液ポンプの制御方式の長所と短所

3.2. シリンジポンプ

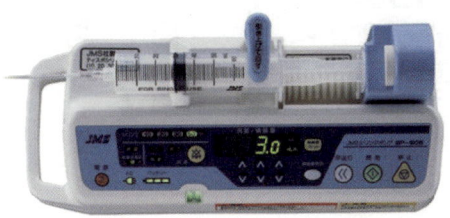

㈱ジェイ・エム・エス画像提供

図2.11　シリンジポンプの商品例

　シリンジポンプは、シリンジの内筒を一定の速度で押すことによって、薬液を持続的に注入する。モーターの回転により常にシリンジを押し続けるので、輸液ポンプよりも低流量投与時の安定性に優れ、昇圧剤や麻酔薬など微量の持続注入に向いている。

3.3. 輸注ポンプの安全対策とメーカーの取組み

医薬発第0318001号（2003年3月18日）

（別添1）機器の構造、機能に関する項目

1. 輸液ポンプ等への適切な装着に関する安全対策
2. 輸液ポンプにおけるフリーフローに関する安全対策
3. 輸液ポンプ等への流量及び予定量の入力に関する安全対策
4. 輸液ポンプ等の故障防止に係る安全対策
5. バッテリーに関する安全対策
6. 微量輸液時の安全対策
7. 気泡センサーの感度設定に関する安全対策
8. その他（開始忘れ警報・キ　ロックの搭載）

医薬発第0318001号（2003年3月18日）

（別添2）機器の使用時に関する項目

1. 装着手順及び注意喚起に係る安全対策
2. フローセンサーの併用
3. 輸液ポンプ等の故障防止に係る安全対策の徹底
4. バッテリー切れに関する注意喚起の徹底

図2.12　医療事故防止対策通知　医薬発0318001号（2003年）

2003年に厚生労働省より医療事故防止対策通知が出され、医療機器製造者に対して輸液ポンプなどの機器に医療事故を防ぐための安全対策を施すことが義務づけられている。

具体的には、輸液ポンプに輸液セットを装着する際のチューブガイドの設置や、バッテリー残量のインジケーター表示を行うこと、小数点の表示では文字の大きさを小さくすることなどが義務化された。

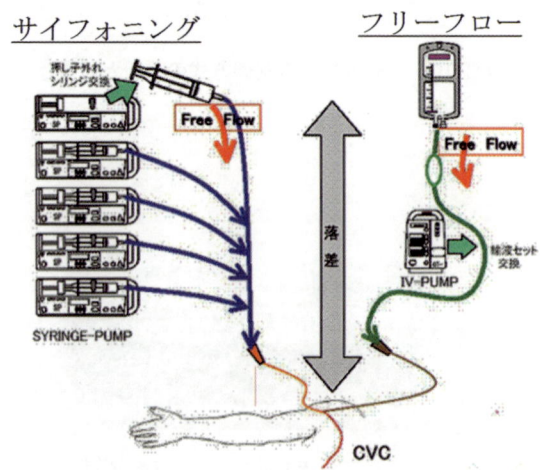

図2.13　フリーフローとサイフォニング

その中で、医療事故防止対策通知でも指摘されているフリーフローとは、予期せず落差圧によって薬液が過量投与されてしまうことをいう。具体的には、輸液ポンプから輸液セットを取り外す際、クランプを閉じ忘れて一気に流れてしまった事例や、落下などでポンプドアが歪み、チューブを充分押さえられず流れた事例が実際に報告されている。

シリンジポンプにおいては、ポンプの位置と患者刺入部に落差があると、シリンジ内筒の押し子押さえが外れた場合などに落差圧が生じて過量投与の起こる可能性がある。

これらの事例を防止するために、メーカー各社より、それぞれに安全機構を持った輸液ポンプが販売されている。

≪体験実習2-2　輸液ポンプの操作≫
　輸液ポンプに、体験実習2-1でプライミングした輸液セットを装着し、流量・予定量の設定を行う。
①電源ON…電源ボタンを押し、起動させる。
②チューブの装着…本体下部のチューブクランプを右に倒し開放する。チューブガイドに従い、上から順にチューブを装着する。
③滴落検知器の装着…滴落検知器を点滴筒の上部に装着。
④設定入力…輸液セットボタンを押して、上下キーで滴数を変更。
⑤流量ボタン、予定量ボタンの順番でそれぞれ45mL/h、1000mLに設定する。
⑥投与開始…スタートボタンを押して投与を開始する。
⑦警報画面の確認…気泡や閉塞、滴数異常を故意に発生させ、実際の画面を確認する。

≪体験実習2-3　シリンジポンプの操作≫
①シリンジポンプの電源ボタンを押し起動する。
②シリンジポンプにシリンジをセットする。
③「∧、∨」のボタンで流量を設定する。
④延長チューブをメインラインに接続して、開始ボタンを押し投与を開始する。
⑤また、故意に押し子押さえを外し、実際にフリーフローが起こることを体験する。

4．輸液の実際

　ここまで輸液セット・輸液ポンプの役割りや使い方を体験してきた。では、輸液ポンプと安全な器材があれば安全な輸液ができるだろうか。実際に使用される現場でどういった問題が起こるのかを例示し考えていく。

4.1. 脂肪乳剤の側管注

　末梢点滴において、側管注（以下、側注）として例えば脂肪乳剤を投与する。
　次の図のような構成の場合、メインと側注の薬液バッグで液面の高さが異なっていることから、もしカテーテル側で閉塞があった場合には、落差圧が高くなっている脂肪乳剤がメイン側へ逆流してしまう可能性がある。
　その逆流を防止する方法として、一つには脂肪乳剤の高さを下げ、メインの薬剤との落差圧を揃えるという方法がある。

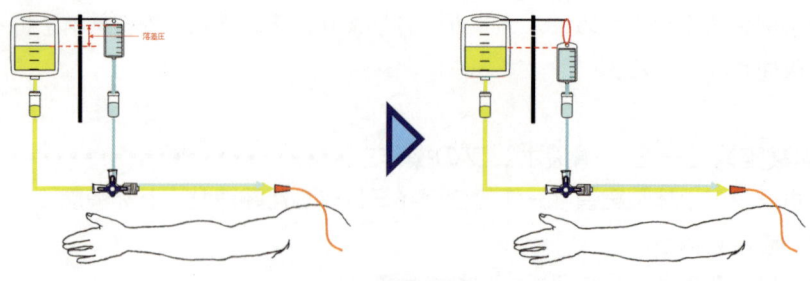

図2.14　脂肪乳剤の側管注

しかし、毎回全ての薬剤に対してそのような対応を取ることは必ずしも容易ではなく、一般的には輸液ラインに逆流防止弁を組み込むほか、輸液ポンプが使用されている。

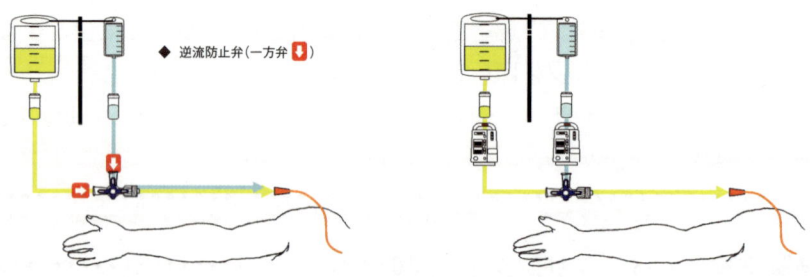

図2.15　逆流防止弁と輸液ポンプの使用

輸液ポンプを使用する際には、原則としてメインと側注両方に使用することが理想とされるが、そこまで輸液ポンプの数に余裕がある施設は多くないと思われる。その場合には、輸液ポンプと逆流防止弁を組み合わせて使用する、という選択肢が選ばれることもある。

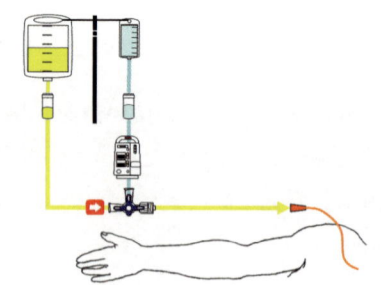

図2.16　逆流防止弁と輸液ポンプの併用

4.2. ワンショットの際の注意

次に、ワンショット（IV）で投与する薬剤の注意について示す。

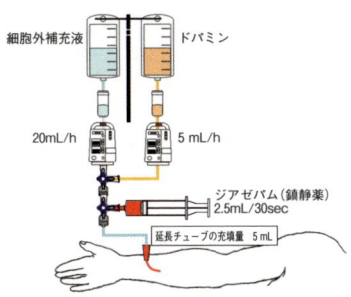

図2.17　ワンショットの際の注意

補液に側注でドパミンがつながっているラインに対してジアゼパムを2.5mL ワンショットする。このとき、下記の視点から考えてみる。
①実際に患者にワンショットされる薬剤は何か。
②ジアゼパムが静脈に到達するまでの時間は何分か。
　※このとき、混注口から下部の延長チューブの充填量は5mLである。

この場合では、ワンショットを行う混注口から先のチューブ充填量が5mLのため、2.5mLのワンショットを行っても患者の体まで届かない。

＜解答＞
①ドパミン＋電解質
　（2.5mL÷30秒）×60（秒）×60（分）＝300mL/h
②5mL÷（20ml/h＋5mL/h）×60＝12分

ワンショットしたとき患者に投与されるのは、それまで流れていた延長チューブ内のドパミンと電解質となり、しかも一気に10倍以上の速度となる。目的のジアゼパムは、その後メインラインと側注の薬剤に押されて流れ、患者体内に届き目的の鎮静効果が達成されるのは、12分経ってからとなる。さらには、ジアゼパムが投与されている間、今度はドパミンが投与されない時間が発生することになる。

では、どのように投与をすべきなのだろうか。一つの基本的な考え方に、流量変化が問題となるラインでワンショットをしない、ということが言える。しかし、ワンショットの度に静脈注射をしたのでは、手間も掛かり患者にとっても苦痛となる。現実的な方法としては、ドパミンを別ルートにとり、ワンショット後にメインラインの薬液、もしくは生食を用いてフラッシュすることで、患者の体内まで必要な薬効成分を確実に届けるということが考えられる。

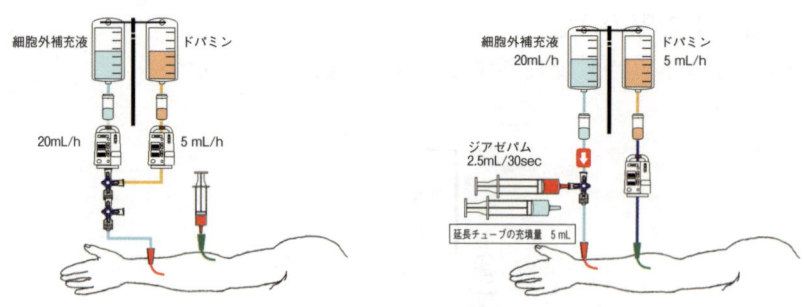

図2.18 ワンショットの投与例

このような事例はワンショットに限らず、例えば抗菌薬を側注で投与する場合にも同じような現象が起こりえる。

この場合も、抗菌薬の投与を始めたときには延長チューブ内の電解質とドパミンが、一気に早送りされることになる。また、投与後にも延長チューブ内のドパミンと電解質は、抗菌薬で希釈された状態になり、必要な量が投与されないことになる。

これらのケースが、臨床的に必ずしも問題になるとは限らないが、緊急性が高く多種類の薬剤を使用されるICUや周術期領域においては、配合変化だけでなく今後の検討が必要といわれている。

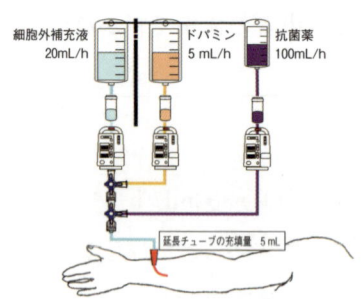

図2.19 抗菌薬投与の場合

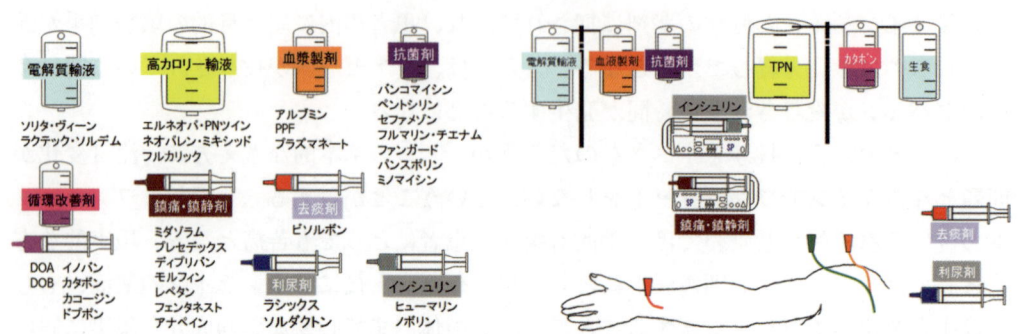

図2.20 ICUでの輸液投与の方法はどうするのか

第3章 経腸栄養管理の実際

1. 経腸栄養管理の位置づけ

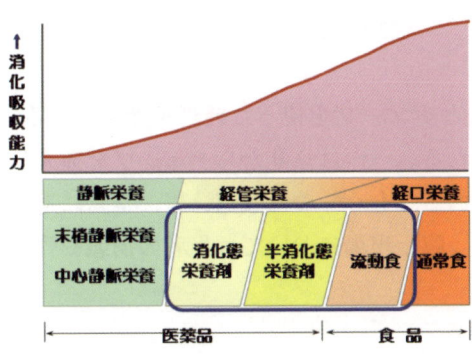

図3.1　経腸栄養の位置づけ

1. 腸管粘膜の萎縮予防
2. bacterial translocation予防
3. 全身の免疫能の維持
4. 腸管蠕動運動の正常化
5. 消化管ホルモンの分泌刺激
6. 胆汁うっ滞の予防
7. TPNに伴う感染性合併症が回避できる
8. 侵襲からの早期回復

編集／井上善文、他：経腸栄養剤の種類と選択（改訂版）、
フジメディカル出版2009：p9-15

図3.2　経腸栄養法の利点

　経腸栄養管理の位置づけは、消化吸収能力の低下した際の静脈栄養管理から通常食への架け橋であると考えると良い。基本的には消化吸収能力の程度に応じて、成分栄養剤・消化態経腸栄養剤、半消化態経腸栄養剤、流動食の使い分けがある。しかし臨床現場では明確でないことも多い。経腸栄養療法は多くの利点があるが、特に腸管を使うことにより腸管機能を維持することにある。絶食期間が長ければ腸管機能が低下しているため、機能回復をまず念頭に入れることが重要である。また近年、術後早期から少量の経腸栄養剤を投与し始めることが予後改善につながると言われている。場合によっては静脈栄養管理との組み合わせも想定しておく必要がある。その際は、侵襲の程度に応じて内因性エネルギーを考慮に入れて過剰エネルギー投与にならないようにすることが肝要である。

2. 経腸栄養法の投与経路

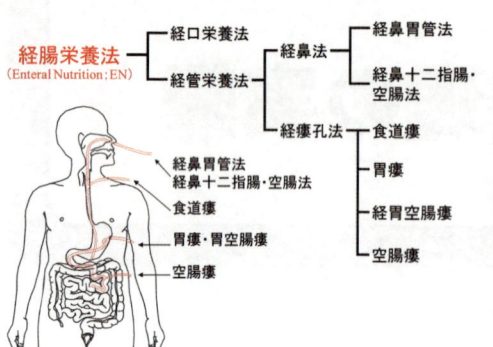

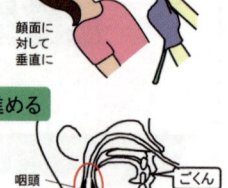

編集／東口髙志：全科に必要な栄養管理Q&A（改訂版）、
総合医学社2008：p103

茨城西南医療センター病院　栄養サポートチーム：
Expert Nurse、照林社2004：20(3)：p38-39

図3.3　経腸栄養の投与経路　　　　　　　　　　図3.4　経鼻チューブの挿入法

経腸栄養療法には、経口から飲む経口栄養法とチューブを使った経管栄養法がある。チューブを使用する方法は大きく2つに分類される。一つは鼻孔からチューブを挿入して、先端を胃、十二指腸、空腸に置く経鼻法である。もう一つは食道、胃、空腸に造設した瘻孔からカテーテルを挿入する方法である。臨床現場においては患者の病態や管理期間の長さによって投与経路が選択される。

2.1. 経鼻法

経鼻から挿入するチューブのことをNGチューブ（nasogastric tube）という。挿入は鼻孔から顔面に垂直の方向に挿入すると入れやすい。チューブの径が細いほど患者にとっては違和感を軽減できるが、チューブ詰まりや短時間で注入できないという欠点が生じる。

2.2　PEG

PEG（Percutaneus Endoscopic Gastrostomy）とは内視鏡を使って「胃瘻」をつくる手術のことをいう。胃瘻に取り付けられた器具を「胃瘻カテーテル」という。口から食事のとれない方や、食べてもむせ込んで肺炎などを起こしやすい方に、直接胃に栄養を入れる栄養投与の方法で、患者の苦痛や介護者の負担が少ないというメリットがある。

PEGが適応となる医学的な条件は、PEGが安全に施行できて経腸栄養の効果が期待できることである。一般的には正常の消化管機能を有し、4週間以上の生命予後が見込まれる成人および小児がその適応となる。したがって、生命予後が極めて短い（通常1ヵ月以内）場合や全身状態が極端に不良の場合にはPEGの適応から外れる。PEGの適応か否かを決定するためには、単に医学的にPEGが適応となるだけではなく、倫理面も考慮した適応が極めて重要となる。

第3章　経腸栄養管理の実際

| 1. 嚥下・摂食障害
●脳血管障害、認知症などのため、自発的に摂取できない
●神経・筋疾患などのため嚥下不能または困難
●頭部、顔面外傷のため摂取困難
●喉咽頭、食道、胃噴門部狭窄
●食道穿孔 | 2. 繰り返す誤嚥性肺炎
●摂食できるが誤嚥を繰り返す
●経鼻胃管留置に伴う誤嚥
3. 炎症性腸疾患
●長期経腸栄養を必要とする炎症性腸疾患、特にクローン病患者
4. 減圧治療
●幽門狭窄
●上部象徴閉塞
5. その他の特殊治療 |

PEGドクターズネットワーク
(http://www.peg.or.jp/lecture/peg/02.html) より

図3.5　PEGの適応

| 1. 絶対的禁忌
●通常の内視鏡検査の絶対禁忌
●内視鏡が通過不可能な咽頭・食道狭窄
●胃前壁を腹壁に近接できない
●補正できない出血傾向
●消化管閉塞（減圧ドレナージ目的以外の場合） | 2. 相対的禁忌
●多量の腹水貯留
●極度の肥満、●著明な肝腫大
●胃の腫瘤性病変や急性粘膜病変、●横隔膜ヘルニア
●出血傾向、●妊娠
●門脈圧亢進、●腹膜透析
●癌性腹膜炎
●全身状態不良
●生命予後不良
●胃手術既往
●説明と同意が得られない |

PEGドクターズネットワーク
(http://www.peg.or.jp/lecture/peg/02.html) より

図3.6　PEGの絶対的禁忌と相対的禁忌

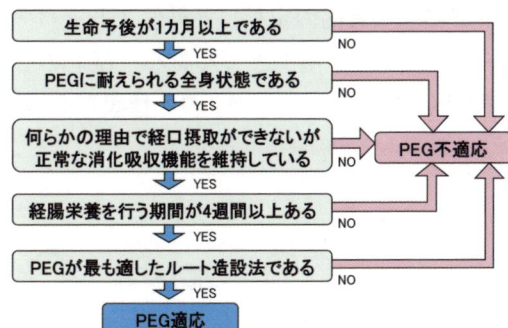

PEGドクターズネットワーク
(http://www.peg.or.jp/lecture/peg/02.html) より

図3.7　医学的なPEG適応のアルゴリズム

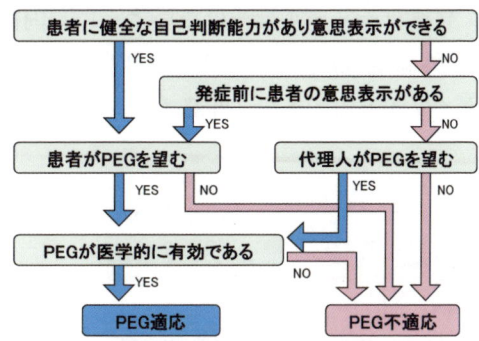

PEGドクターズネットワーク
(http://www.peg.or.jp/lecture/peg/02.html) より

図3.8　倫理面を考慮したPEG適応のアルゴリズム

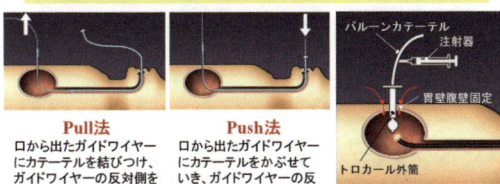

高橋美香子：そこが知りたい！PEG100の質問、
PEGドクターズネットワーク2004：p29-38（より作成）

図3.9　経皮内視鏡的胃瘻造設術

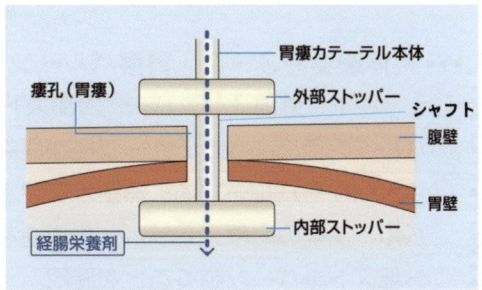

図3.10　胃瘻カテーテルの基本構造

　PEGの手技は大きく分けて、Pull・Push法と、イントロデューサー法に分類される。Pull法は経皮的に胃内に挿入したガイドワイヤーを内視鏡下に把持し経口的に対外に出し、そのガイドワイヤーを利用し胃瘻カテーテルを胃内腔より腹壁外に引き出す方法で

23

あり、Push法はガイドワイヤーを軸として胃瘻カテーテルを胃内腔から腹壁外へ押し出す方法である。イントロデューサー法にはイントロデューサー原法とイントロデューサー変法がある。イントロデューサー原法は腹壁からトロカール針を直接胃内に挿入し、外筒を介してバルーン・チューブ型のカテーテルを胃内に挿入・留置する方法である。イントロデューサー変法は腹壁に細径の穿刺針を挿入しガイドワイヤーを胃内に留置後、ガイドワイヤーに沿ってダイレーターで刺入部を拡張してから、バンパー・ボタン型のカテーテルを胃内に挿入・留置する方法である。このイントロデューサー変法はPull・Push法、イントロデューサー原法の欠点を改善した方法であり、PEGも日々進歩している。

2.3. 胃瘻カテーテルの種類

胃瘻カテーテルは抜けないように、内部ストッパー（胃内固定板）と外部ストッパー（体外固定板）で止めている。内部ストッパーは「バルーン型」と「バンパー型」の2タイプがある。また、外部ストッパーは「ボタン型」と「チューブ型」の2種類がある。

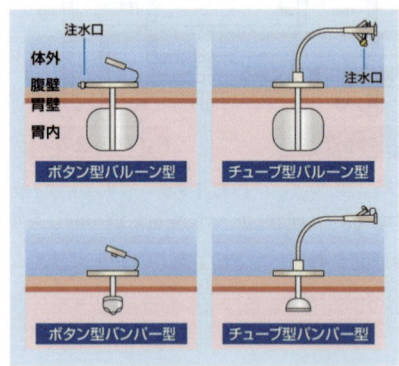

図3.11　胃瘻カテーテルの分類

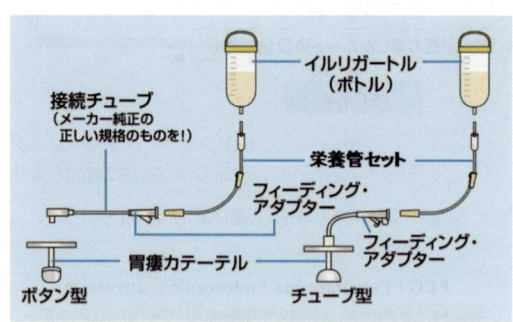

図3.12　胃瘻からの投与ルート

•••••≪体験実習3－1　胃瘻バルーン・チューブ型≫•••••
①シャフト、外部ストッパー、内部ストッパー、バルブ、経腸栄養剤注入口を確認。
　バルブの色によってチューブ径が異なることを確認。
②注水口からバルーン内に蒸留水を注水。
　バルーン型の内部ストッパーの構造を確認。
③外部ストッパーが動くことを確認。
④経腸栄養剤注入口と注水口の径の違いを確認。
　栄養管セットおよび注入器を経腸栄養剤注入口と接続、静脈注射用シリンジとの誤接続防止を確認。

第3章　経腸栄養管理の実際

JOチューブ胃瘻バルーン型：㈱JMS

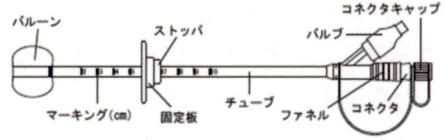

<仕様>

チューブ外径(mm)	Fr.	バルブ色	バルーンの最大容量(mL)
6.0	18	赤	15
6.7	20	黄	
7.3	22	紫	
8.0	24	青	20

添付文書より（2012.8.16）

JOチューブ胃瘻バルーン型：㈱JMS

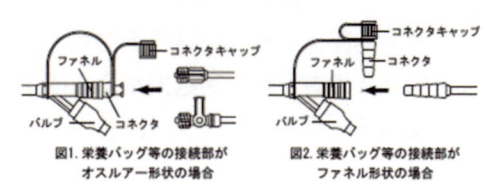

図1. 栄養バッグ等の接続部がオスルアー形状の場合　　図2. 栄養バッグ等の接続部がファネル形状の場合

添付文書より（2012.8.16）

≪体験実習3－2　胃瘻バルーン・ボタン型≫

　ボタン型は栄養管セットおよび注入器を直接接続することはできない。専用の接続チューブが必要である。専用接続チューブをなくしたときを想定し、胃瘻のメーカー名、製品固有番号などを記録保管することが大切である。
①シャフト、外部ストッパー、内部ストッパー、バルブ、経腸栄養剤注入口を確認。
②注水口からバルーン内に蒸留水を注水。
③経腸栄養剤注入口と注水口の径の違いを確認。
④経腸栄養剤注入口と専用のフィーディングチューブを接続。
⑤専用のフィーディングチューブと栄養管セットを接続。

GB胃瘻バルーンボタン

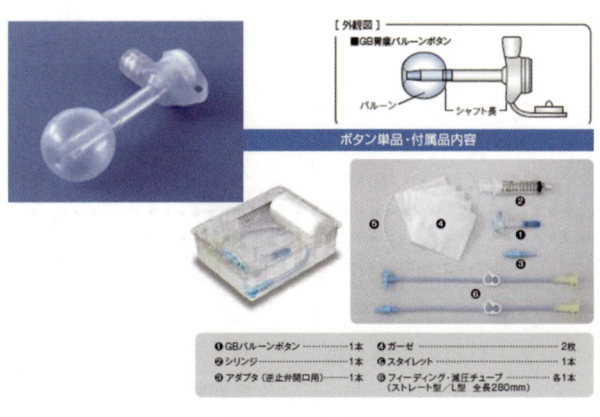

（富士システムズ㈱：カタログより（2012.8.16））

≪体験実習3-3　胃瘻バンパー・ボタン型≫

①シャフト、外部ストッパー、内部ストッパー（バンパー）確認。
外部・内部ストッパーは固定されているため、患者の腹壁の厚さによってシャフトの長さの違う製品を選択する必要があることを確認する。
②胃瘻カテーテルのキャップに製品固有番号（サイズ）が記載されていることを確認。
③胃瘻カテーテルにグリップスター、エクステンダーを装着してバンパー（内部ストパー）を進展させる。
④ガイドワイヤをエクステンダーのチップ側より挿入する。
⑤ガイドワイヤに沿って胃瘻カテーテル（グリップスター、エクステンダーを装着したまま）を抜き取る。
⑥再度、ガイドワイヤに沿ってグリップスター、エクステンダーを装着した胃瘻カテーテルを挿入する（胃瘻ボタン交換をイメージ）。
⑦バンパーの進展を解除しエクステンダーおよびグリップスターを取り外し、ガイドワイヤを抜き取る。
⑧持続投与セットおよびボーラス投与セットを胃瘻カテーテルにセットする。

カンガルーボタンⅡ：日本コヴィディエン㈱

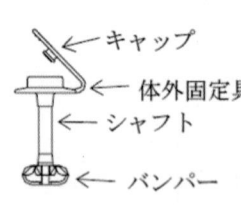
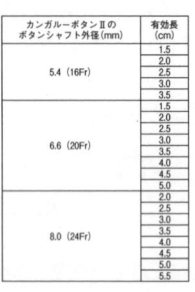
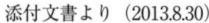

添付文書より（2013.8.30）

カンガルーボタンⅡ：日本コヴィディエン㈱

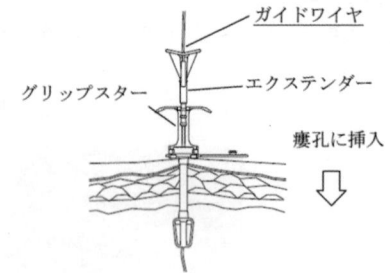

添付文書より（2013.8.30）

バルーン型とバンパー型の交換頻度の違いと保険請求の差異

バルーン型	バンパー型
・バルーン型は、1～2ヵ月毎の交換が推奨されている。	・バンパー型の場合、4～6ヵ月ごとの交換が推奨されている。
・バルーン型は、24時間を経過すると交換に対して保険請求が可能である。	・バンパー型は、4ヵ月が過ぎると交換に対して保険請求ができる。
・アンケート結果でも多くの施設では1～2ヵ月毎に交換が行われている。	・しかし、耐久性がいいものが多く、上手に使用している場合が多いため、実際は6ヵ月毎に交換している施設が最も多い。
PEGドクターズネットワーク（http://www.peg.or.jp/lecture/peg/04-01.html）より	PEGドクターズネットワーク（http://www.peg.or.jp/lecture/peg/04-01.html）より

2.4. PEG-J、PTEG

PEG-J（経胃瘻的小腸瘻造設術）

　胃瘻から経腸栄養剤を挿入しても誤嚥性肺炎を繰り返すような場合は、胃瘻部からチューブを挿入し先端を十二指腸もしくは空腸に挿入する方法をとる場合がある。この場合、経腸栄養剤を急速投与することはできない。そのためチューブ詰まりには注意が必要である。場合によっては、消化態経腸栄養剤を選択する。

PTEG（経皮経食道胃管挿入術）

　PTEGは頸部食道を穿刺し頸部食道瘻を造設し、同部から留置チューブを食道内へ挿入し、チューブ先端を胃や十二指腸もしくは小腸まで誘導し留置する。

　胃瘻増設が不能もしくは困難な患者に対して2011年4月より診療報酬が認められるようになった。胃切除術後の症例が高齢化し脳血管疾患に罹患して経管経腸栄養法を必要としたり、癌に罹患し癌性腹膜炎などによる消化管通過障害に対し腸管減圧法を必要とする件数も増加することが予測され、今後造設件数の増加が予測されている。

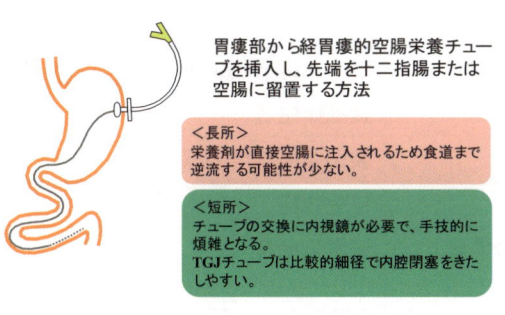

図3.13　PEG-J（PEG-Jejunostomy）
経胃瘻的小腸瘻造設術

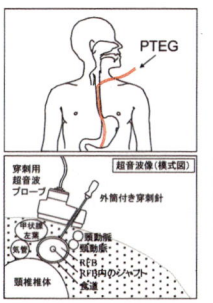

図3.14　PTEG
（Percutaneous Transesophageal Gastrotubing）
経皮経食道胃管挿入術

3．経腸栄養剤の種類

窒素源による経腸栄養剤の分類

①天然濃厚流動食
②人工濃厚流動食
　●半消化態経腸栄養剤（半消化態濃厚流動食）　polymeric formula
　●消化態経腸栄養剤（消化態濃厚流動食）　oligomeric fomula
　●成分栄養剤　elemental diet（ED）

経腸栄養剤は天然食品を原料とした天然濃厚流動食と、天然食品を人工的に処理もし

くは人工的に合成したものからなる人工濃厚流動食に分けられる。

　乳蛋白や卵蛋白を使用した場合は、天然濃厚流動食となる。乳蛋白をカゼインと乳清蛋白に分けてこれらを原料とした場合は、人工濃厚流動食となる。人工濃厚流動食は、窒素源の違いによって、半消化態経腸栄養剤（半消化態濃厚流動食）、消化態経腸栄養剤（消化態濃厚流動食）、成分栄養剤に分類される。一般的に医薬品は経腸栄養剤、食品は濃厚流動食として区別する。半消化態（polymeric formula）は、窒素源が蛋白質であり、消化の過程が必要である。これに対し、消化態（oligomeric formula）はアミノ酸と低分子のペプチド（主にジペプチドおよびトリペプチド）を窒素源とし、消化の過程を必要とせずに吸収される。成分栄養剤（elemental diet（ED））は窒素源がアミノ酸のみからなる栄養剤で、やはり消化の過程が必要ない。半消化態、消化態、成分栄養剤では窒素源の違いはあるが、糖質の素材は同様である。脂質と繊維成分の量と素材は各種製品によって特徴がある。

　経腸栄養剤には医薬品と食品があるが、医薬品は医師の処方が必要であり、保険適応になるのに対し、食品は入院中には食事として提供され、外来では医師の処方は必要ないが自己負担となる。

		経腸栄養剤（医薬品）	濃厚流動食（食品）
法規		薬事法	食品衛生法
製造の条件		医薬品製造承認の取得	製造業の許可の取得
成分の保証		規格	自主規格
窒素源による組成分類		成分栄養剤、消化態栄養剤 半消化態栄養剤	濃厚流動食
配合できるもの		日本薬局方収載医薬品 日本薬局方外医薬品 食品添加物収載化合物	天然物 食品添加物収載化合物
直接配合できないもの			ビタミンK、マンガン、銅、亜鉛
保険適用		あり	なし
患者負担	入院時	薬剤費に対する法定負担率	入院時食事療養費の一部自己負担（療養病床入院の高齢者では入院時生活療養費は全額自己負担）
	外来・在宅	薬剤費に対する法定負担率	全額負担
費用請求		薬価請求	給食費請求
医師の処方		必要	不必要
個人購入		不可能	可能
管理		薬剤部	栄養部

編集/東口髙志：NST 完全ガイド、照林社2005：p117-121（表2より作成）

図3.15　経腸栄養剤（医薬品）と濃厚流動食（食品）の違い

第3章　経腸栄養管理の実際

		半消化態 経腸栄養剤	消化態 経腸栄養剤	成分栄養剤
組成	窒素源	蛋白質	アミノ酸 ペプチド	アミノ酸
	糖質	デキストリン	デキストリン	デキストリン
	脂質	やや少ない	やや少ない[1]	きわめて少ない[2]
繊維成分		±	−	−
味・香り		比較的良好	不良	不良
消化		必要	一部不要	一部不要
残渣		あり	きわめて少ない[3]	きわめて少ない[3]
浸透圧		比較的低い	高い	高い

1) ツインラインの脂肪含有量は25％。
2) 経静脈的な脂肪投与が必要。
3) 原則として全ての成分が吸収される。

監修/曽和融生、他：PEG（胃瘻）栄養、フジメディカル出版2004：p42-47（表2より作成）

図3.16　経腸栄養剤の特徴

	消化態経腸栄養剤 （窒素源がアミノ酸 または低分子ペプチド）	半消化態経腸栄養剤 （窒素源が蛋白質）
液状	ツインライン NF	ラコール NF エンシュア・リキッド エンシュア・H
粉末	エレンタール エレンタール P	

図3.17　経腸栄養剤（医薬品）の種類
－窒素源からみた分類－

3.1. 消化態経腸栄養剤・成分経腸栄養剤

　小腸での蛋白の分解・吸収は、管腔内でオリゴペプチドまで分解された後、微絨毛（刷子縁）内のペプチダーゼによってジペプチド、トリペプチドとアミノ酸にまで分解され、ペプチドとアミノ酸は別々の担体によって吸収される。それぞれの吸収機構は互いに吸収を促進させ、いち早く管腔内から体内に取り入れている。
　消化吸収能力の低下や蛋白不耐症の患者に対しては、あらかじめ人工的に消化させた消化態経腸栄養剤や成分栄養剤が用いられる。また、細いチューブを用いて持続投与する場合にも凝固しにくい特徴をもつ。

現在医薬品としては液状のツインライン NF と粉末状のエレンタール、エレンタールPがある。Pは小児を意味している。エレンタール、エレンタールPは人工的に合成されたアミノ酸を、ツインライン NF は乳蛋白を加水分解して得られたジ・トリペプチドと遊離アミノ酸の混合物を原料としている。

エレンタールには脂肪がほとんど含有されていないので、長期に渡って使用する場合には必須脂肪酸欠乏症を回避するために静脈から脂肪乳剤の投与が必須となる。一方、ツインラインには脂肪が25% kcal 含有されている。一見、脂肪含有量が多いように思われるが、その内の約70%はMCTであり体内に蓄積されることなく燃焼されてしまう。そのため実質的な脂肪の投与量は約 7 % kcal であり必須脂肪酸欠乏症を回避できる程度しか含有されていない。

食品としてはエンテミール、ペプチーノ、ペプタメンなどがある。この中でペプチーノは脂肪を含んでいない。

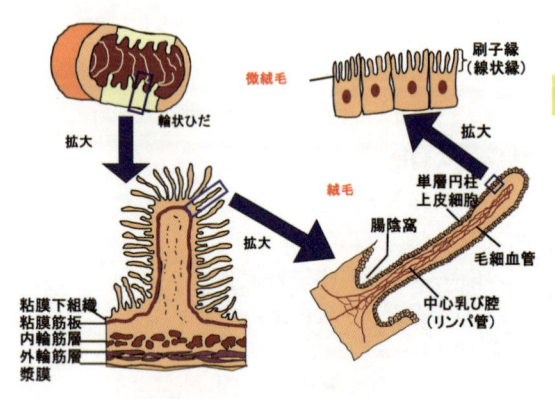

図3.18　小腸繊毛の構造

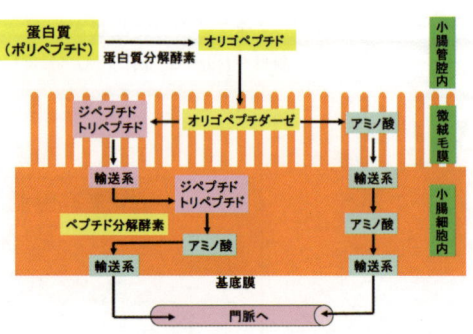

図3.19　小腸吸収上皮細胞における蛋白質の消化・吸収過程

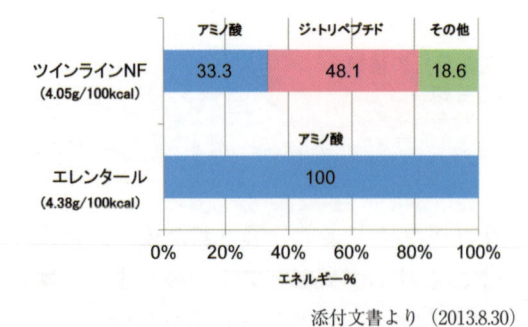

図3.20　消化態・成分栄養剤の窒素源比較

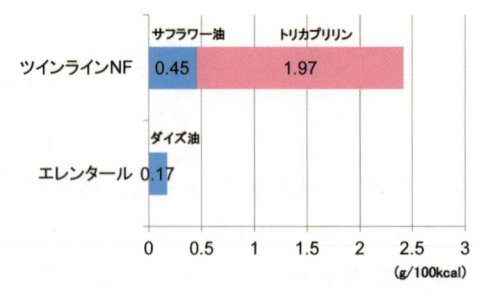

図3.21　消化態・成分栄養剤の脂肪比較

3.2. 半消化態経腸栄養剤

現在、医薬品としてはラコール NF とエンシュア・リキッド、エンシュア・Hの3種

類が販売されている。糖質の原材料はデキストリンおよび精製白糖、蛋白質の材料はカゼインおよび分離大豆蛋白が使用されており、製品によってその配合割合が異なっている。原材料が大きく異なるのは脂肪である。ラコールNFは大豆油、シソ油、パーム油、トリカプリリンなど多種類の油脂を用いている。エンシュアはトウモロコシ油を使用している。長期に渡って使用する場合には、脂肪酸組成の構成（n-3系：n-6系の比率やS：M：P比）に気を使う必要がある。脂肪の役割にはエネルギー源、生理活性物質の基質（必須脂肪酸）供給源、細胞膜の構成成分（リン脂質）供給源がある。偏った油脂で構成された経腸栄養剤よりも、多種類の油脂で構成された経腸栄養剤を選択する方が脂肪酸組成の面でも好ましい。

食品は多数販売されており、それぞれ蛋白質含有量や脂質の配合などに特徴があるため、使用時にはチェックが必要である。

半消化態経腸栄養剤はpHが下がり酸性に傾くと蛋白質が変性して、ヨーグルトのようにカード化（固形化）現象を起こす。そのため、栄養チューブ先端において腸内細菌の増殖で栄養剤のpHが下がるとカード化し、細径のチューブは詰まりやすい傾向がある。

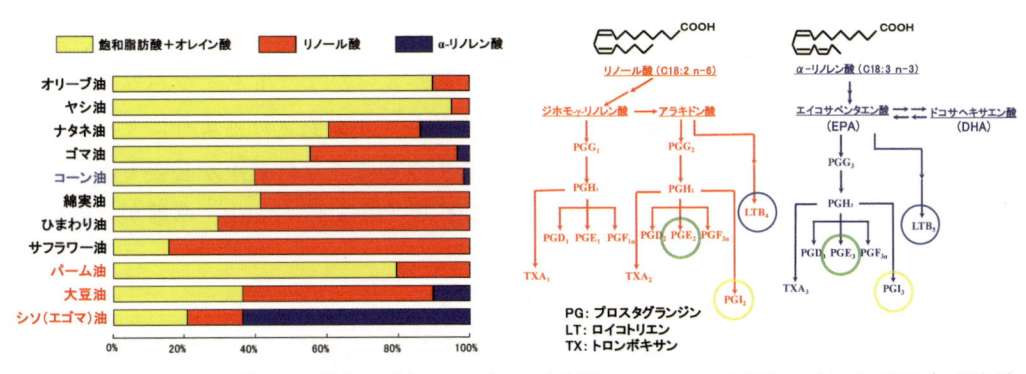

磯田好弘ほか：油脂、44(6)、49、1991

図3.22　各油脂の脂肪酸組成

今泉勝己：HEALTH DIGEST、1(3)、1、1986（一部改変）

図3.23　エイコサノイド代謝と産生

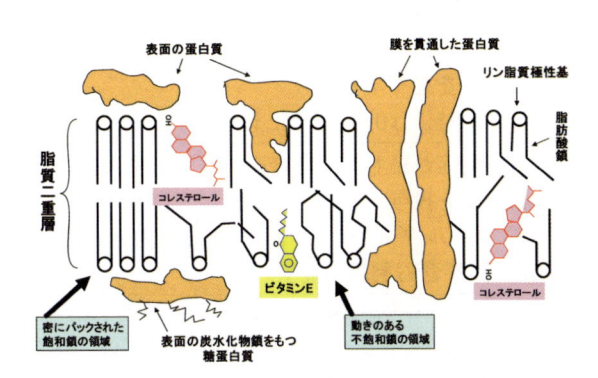

編者/JS Garrow、WPT James、A Ralph、監修/著代表　細谷憲政：
ヒューマン・ニュートリション基礎・食事・臨床　第10版、医歯薬出版2004：p108

図3.24　生体膜中の脂質、生体膜の様子を示す概略図

> ≪体験実習３－４　経腸栄養剤試飲≫
> ①消化態経腸栄養剤は、アミノ酸臭が強く飲食しにくいことを体験する。味の改善のためのフレーバーが存在することを確認する。
>   試飲（色、におい、味を確認）
> ②半消化態経腸栄養剤は、飲みやすいが製品によって味が異なる。毎日飲むことを考えて味見する。患者の立場になって味のバリエーションが必要であることを体験する。
>   試飲（色、におい、味を確認）

４．経腸栄養管理における下痢対策としてのRTH製剤

経腸栄養管理における合併症のなかでも下痢は大きな位置を占める。その原因として投与速度、栄養剤の浸透圧・組成、温度、偽膜性腸炎などが挙げられるが、細菌汚染も大きな原因である。経腸栄養剤をイルリガートルに移して持続経管投与する場合は特に注意が必要である。細菌は対数的に増殖するため、理想的には8時間毎にイルリガートルおよび栄養管セットを交換することが望ましいが現実的には無理がある。近年、感染対策を考慮したRTH製剤（滅菌済みの経腸栄養剤が入ったソフトタイプバッグで、栄養管セットが直接接続可能なクローズドタイプの製品）が販売されるようになった。特に高齢者や周術期の患者等では感染による下痢を引き起こさない対策が必要である。

ちなみに、RTHとは"Ready-to-Hang"のことで"吊るす（hang）準備ができている（ready）"という意味である。

原因	処置および対策
投与速度[1]	・ポンプを使用。 ・投与開始日：20～30mL/時で24時間連続投与。 ・流量を漸増し、5～7日かけて維持量に。 ・下痢の場合は前の速度に戻す。
栄養剤の浸透圧[2]	・投与速度を遅くする。 ・投与開始時には0.5kcal/mLに希釈。
栄養剤の組成[2]	・乳糖不耐症が疑われる場合には乳糖を含まない製品を選択。 ・食物繊維を投与。 ・脂質エネルギー比率の低い製品や中鎖脂肪酸トリグリセリド（MCT）を含む製品に変更。

[1] 編集/日本静脈経腸栄養学会：コメディカルのための静脈・経腸栄養ガイドライン、南江堂2004：p33-36（より作成）
[2] 編集/井上善文、他：経腸栄養剤の種類と選択、フジメディカル出版2005：p105-109（より作成）

図3.25　消化器系合併症－下痢－
外因性

原因	処置および対策
細菌汚染[*1]	・水は栄養剤と別途投与。 ・液状タイプの栄養剤を使用。 ・栄養剤の注ぎ足しはしない。 ・バッグタイプの栄養剤を使用。 ・投与器具を清潔に保持。 　中性洗剤で洗浄→次亜塩素酸ナトリウムによる消毒→よく乾燥
温度[*2]	・栄養剤を室温に戻してから投与。

[*1] 田村佳奈美：Expert Nurse 2006；22(13)：13-14（より作成）
[*2] 編集/岡田正：経腸栄養の手引き改定版、医薬ジャーナル社1996：p113-132（より作成）

図3.26　消化器系合併症－下痢－
外因性

原因	処置および対策
偽膜性腸炎	・抗菌薬の投与を中止し、バンコマイシンを投与。 　乳酸菌製剤やビフィズス菌製剤などを投与。 　ビフィズス菌増殖促進物を投与。 ・食物繊維やオリゴ糖を2〜3日投与後、下痢が起こらなければ経腸栄養剤を低速度（20〜30mL/時）から再開。
抗癌剤や放射線療法による下痢	・経腸栄養から静脈栄養への切り換え。

編集/井上善文、他：経腸栄養剤の種類と選択、フジメディカル出版2005：p105-109（より作成）

図3.27　消化器系合併症－下痢－
内因性

イルリガートルの管理においても細菌の増殖に影響を与えます。栄養剤の細菌汚染について検討するためにイルリガートル管理方法を4つ設定し、比較検討しました。
【方法】
1パック（1P）を400mLとし、100mL/hrで滴下し、24時間まで注入ボトルから1mLの栄養剤を経時的に採取し、含まれる細菌数を鏡顕下にてカウントしました。

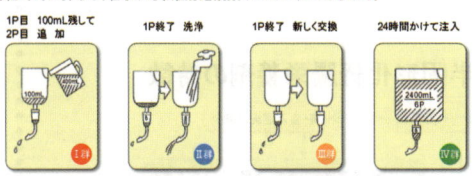

足田茂樹、他：JJPEN, 1998; 20(1)：73-76

Ⅰ群：イルリガートルに経腸栄養を継ぎ足した群
Ⅱ群：毎回洗浄したイルリガートルを使用した群
Ⅲ群：毎回新しいイルリガートルに交換した群
Ⅳ群：同じイルリガートルに24時間分の経腸栄養剤を充填し、24時間持続投与した群

図3.28　器具洗浄法の違いによる細菌数変化①

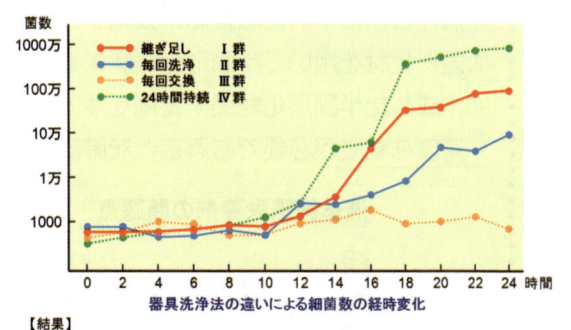

【結果】
Ⅰ群、Ⅳ群では、著明な細菌の増殖（1000倍以上）がみられました。Ⅱ群の場合は、ある程度細菌増殖を抑制（24時間で100倍）していました。Ⅲ群では、細菌増殖を抑制していました。

図3.29　器具洗浄法の違いによる細菌数変化②

≪体験実習３−５　RTH製剤と栄養管セット接続実習≫
　RTH製剤に栄養管セットを接続して使用すれば細菌汚染のリスクは大幅に低減できる。
①RTH製剤のノズル部分の観察（輸液のビン針が接続できないように誤接続防止機構になっている）。
②栄養管セットの接続部にはゴム管タイプとロック接続タイプがある。
③RTH製剤とゴム管タイプの栄養管セットを接続する。
　バッグ製剤のノズル部分およびゴム管部分を水に濡らした場合抜けやすくなることを確認。ゴム管タイプのものは引っ張ると抜けてしまうことがあるので注意が必要である。またメーカーによって径が合わないと簡単に抜けることがある。
④RTH製剤とロック接続タイプの栄養管セットを接続する。
　引っ張っても抜けないことを確認する。

5．経腸栄養剤の半固形化

　胃瘻から液状経腸栄養剤を投与すると瘻孔から栄養剤の漏れ、速い流入による下痢、食道への逆流などが発生することがある。また、リハビリテーションの時間確保のために注入時間を短縮する必要がある。これらを改善するために、液状経腸栄養剤に固体の性質を持たせること（半固形化栄養）の試みがなされるようになった。多くの現場の医療者が実際の効果を身近な症例で経験しており近年爆発的な広まりをみせている。半固形化栄養剤の種類には、市販の半固形化栄養剤、液体栄養剤に半固形化材を添加するもの、食事をミキサー化するミキサー食がある。

≪体験実習３−６　半固形化経腸栄養剤の調製≫
①攪拌容器に半消化態経腸栄養剤を入れる。
②固形化材を用いて半固形化経腸栄養剤を作成。
③作成した半固形化経腸栄養剤を注入器で吸い取り、押し出す（硬さだけではなく適度な粘度が必要であることを確認する）。

液体経腸栄養剤の問題点
- 胃食道逆流：嘔吐や嚥下性肺炎の原因となる
- 栄養剤リーク：瘻孔からの栄養剤の漏れ現象
- 下痢：投与速度が早いと下痢を発症

半固形化経腸栄養剤の特徴

栄養剤半固形化
→ 胃-食道逆流が減少
→ 嚥下性呼吸器感染症の減少
→ 一度に注入ができる
→ 介護者の負担が軽減
→ 座位保持が不要
→ 栄養剤胃内停滞時間延長
→ 体位変換の継続
→ 下痢の予防
→ 瘻孔からの栄養剤リークの改善
→ 褥瘡悪化の予防

編集/丸山道生：経腸栄養バイブル、日本医事新報社：p105（より作成）

6．経腸栄養管理時の薬剤投与

6.1．経腸栄養剤投与時の薬剤投与方法の工夫（簡易懸濁法）

　経管栄養管理時の薬剤投与において、内用剤の多くは錠剤を粉砕して一包化調剤を行い、投与直前にこの粉砕薬を水や微温等に懸濁して投与する方法が多い。しかし、この方法には調剤上問題が多く、薬剤本来の安定性や必要量が保たれていないことがある。そこで、簡易懸濁法という薬剤投与方法を行うことで、粉砕法で生じる安定性・吸収の変化、チューブ閉塞、投与量のロス等の問題を解決し、調剤時間・過誤を激減させ、さらに中止変更時の経済ロスの削減、投与直前の薬品確認を可能とし、投与可能薬品数も粉砕法より多くなり治療の幅を広げることができる。

　従来の粉砕法は慣例化しているため、今まで「錠剤のまま水に入れる」という視点の違った見方をすることがほとんどなかったが、簡易懸濁法は「つぶし」の処方であっても錠剤をつぶしたりカプセルを開封したりせずに、投与時に錠剤・カプセル剤をそのまま水に入れて崩壊・懸濁させる方法である。

　カプセルを溶解させるために約55℃の温湯に入れて自然放冷させる。水に入れて崩壊しない錠剤の場合、コーティングを破壊（フィルムに亀裂を入れて）して水に懸濁・崩壊しやすくする。

（参考：昭和大学薬学部　薬剤学教室（倉田なおみ准教授）ホームページより）

≪体験実習３－７　簡易懸濁法の実際≫

　水剤瓶に１回に服用する全部の薬（錠剤も散剤も一緒に）と約55℃の温湯20mLを入れてかき混ぜ、約10分間自然放置する。水剤瓶の蓋は注入器が接続できるものを使用する。蓋に注入器を接続して懸濁した薬液を吸い取り、チューブに注入する。注入器の接合部は注射器が直接接合できないように、誤接続防止対策がなされたものを用いる。注入した後、チューブを適量の水で洗い流す。このように経管投与に液漏れや取り残しの少ない容器を使用して投与する方法を倉田式経管投薬法と言う。

（http://www10.showa-u.ac.jp/~biopharm/kurata/seen/index.html）

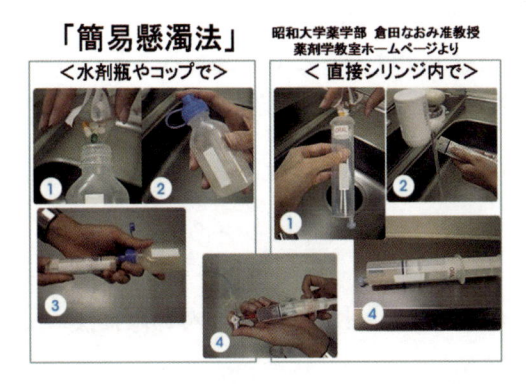

http://www10.showa-u.ac.jp/~biopharm/kurata/kurata_method/index.html

6.2. 経腸栄養剤と医薬品の相互作用

経腸栄養剤と医薬品の相互作用については機序不明のものも多く、情報もまだ少ないのが実情である。そのため投与する際には、薬剤の特性を確認してから投与することが重要である。報告のある主な薬剤として下記のものがある。

(参考：廣井順子：経腸栄養バイブル、日本医事新報社2007：p159-165)

6.2.1 食塩

経腸栄養剤はコロイドであり、濃度の高い塩化ナトリウム液など強電解質を加えることで電化を帯びているコロイドと反応し塩析を起こす。

実際には2～3g/日程度の食塩の混合では臨床上チューブの閉塞や滴下不良を起こしたことはないが、これよりも多量の食塩を投与することは避けるべきである。

6.2.2 ワルファリンカリウム*(ワーファリン錠)と経腸栄養剤中のビタミンK

血液凝固因子(第Ⅱ、Ⅶ、Ⅸ、Ⅹ因子)のグルタミン酸残基をγ-カルボキシグルタミン酸に変換する酵素の必須補欠因子がビタミンK(VK)であり、ワルファリンカリウムはこのVKに拮抗して抗凝固作用を示す。

経腸栄養剤中のVK含有量はそれぞれ異なる。VK200～300μg/日程度であればあまり影響がないといわれているが、1000μg/日以上では凝固系への影響があるとされている。

ワルファリンカリウム投与時には、トロンボテストによりINR(international normalized ratio)値を積極的にモニターする必要がある。

6.2.3 フェニトイン*(アレビアチン錠・散、ヒダントール錠等)併用中の血中濃度の低下

経腸栄養剤を投与中の患者で、フェニトインの血中濃度が低下したとの報告がある。詳細な機序は不明であるが、経腸栄養剤中のCa、Mgなどの多価イオンあるいは蛋白とフェニトインが不溶性物質を形成するためともいわれている。フェニトインと経腸栄養剤の投与時間を2時間以上空けることで回避することが可能であり、必要に応じてフェニトインの血中濃度測定を行うことが望ましい。

6.2.4 ニューキノロン抗菌薬*(シプロキサン錠等)と経腸栄養剤中のCa、Mg

シプロフロキサシンなどのニューキノロンと多価金属イオン含有製剤を併用した場合、難溶性のキレートを形成し、シプロフロキサシンの消化管からの吸収を減少させ、血中濃度を低下させるためと考えられている。投与の際にはニューキノロン服用後2時間以上空けるなど注意する。

6.2.5 テオフィリン（テオドール、スロービッド等）

蛋白含有量が高い経腸栄養剤の場合、クリアランスが増加し、炭水化物含有量が高いとクリアランスは減少するという報告がある。

6.2.6 スクラルファート*（アルサルミン細粒・液、テイガスト液等）

経管栄養処置を受けている成人患者、低出生体重児および新生児発育不全において、胃石、食道結石がみられたとの報告がある。

スクラルファート投与前後、30分は経腸栄養剤の投与は中止し、微温湯でチューブ内をフラッシュした後に投与する。

6.2.7 H_2ブロッカー、PPI（タガメット、ガスター、タケプロン、オメプラール等）

胃酸抑制剤使用中の患者は胃内 pH が上昇しており、胃酸による殺菌効果が低下している場合があるため、細菌汚染に注意が必要である。経腸栄養剤の逆流防止目的で使用する粘度調製剤のペクチンは、制酸剤使用中の患者の胃酸へ混合した際に十分な粘度が得られず、栄養剤の逆流を防止できないものがあると考えられた。粘度調整剤のペクチン使用の際には H_2 ブロッカー、PPI を併用しているか十分確認する必要がある。

6.2.8 マレイン酸フルボキサミン*（ルボックス錠、デプロメール錠）

マレイン酸フルボキサミンはセロトニンの再取り込みを選択的に阻害する抗うつ薬である。経腸栄養剤に含まれる L-トリプトファンはセロトニンの前駆物質であるため、脳内セロトニン濃度が高まり、セロトニン症候群が現れるおそれがある。

精神神経系状態の変化、焦燥感、ミオクローヌス、反射の亢進、過剰発汗、悪寒、振戦、下痢、協調運動障害、発熱等のいくつかの症状がみられる場合にはセロトニン症候群を疑い、マレイン酸フルボキサミンの投与を中止するなどの対処が必要である。

6.2.9 セフジニル*（セフゾンカプセル、小児用細粒）

セフジニルは粉ミルク、経腸栄養剤など鉄添加製品との併用により、便が赤色調を呈することがある。

また、鉄イオンとほとんど吸収されない錯体を形成し、セフジニル吸収を1/10に低下させてしまうとの報告があり、投与の際には3時間以上空けることが望ましい。

6.2.10 ジゴキシン*（ジゴシン錠・散）

ジゴキシンは Ca 経口剤と併用することで作用を増強し、ジギタリス中毒の症状（嘔気、嘔吐、不整脈等）が現れることがある。

消化器・神経系自覚症状、心電図、血中濃度測定等、必要に応じて観察するとともに腎機能、血清電解質（K、Mg、Ca）、甲状腺機能等の誘因に注意する。

水酸化Mgや水酸化アルニウムとジゴキシンを併用することで作用を減弱することがある。これは、消化管内での吸着によりジゴキシンの吸収を阻害し、血中濃度が低下するとの報告がある。これらを併用する場合には血中濃度をモニターするなど慎重に投与することが必要である。

(*添付文書記載事項)

memo

第4章 配合変化

1．配合変化とは

　配合変化とは、ある薬剤に別のある薬剤を配合するとき、期待された条件で投薬できなくなることである。配合変化が起こったときの現象としては、
①沈殿・混濁、結晶の析出
②反応、分解、吸着・収着などによる含量・力価低下
③点滴速度変化
などが挙げられる。特に、沈殿や混濁、結晶が析出したものが血中に入ってしまうと、患者への健康被害を及ぼすおそれがあり、注意が必要である。そのため、今回は外観変化が見られる配合変化事例を中心に研修を行う。

2．pH に依存した配合変化

　外観変化が認められる配合変化は、pH 移動によるものが多いといわれている[1]。
　したがって、まず pH に依存した配合変化について考える。主薬の安定化や可溶化を目的として酸またはアルカリで pH を調整している注射薬の場合、他の注射薬との配合により製剤の pH が移動すると、その安定性が低下し、沈殿・混濁・含量や力価の低下を起こすことがある。これを pH に依存した配合変化とよんでいる。
　一般に注射薬は、主薬の安定化を図るために、カンレノ酸カリウム（ソルダクトン）やフェニトインナトリウム（アレビアチン）のようにアルカリ側で安定化させたり、反対に塩酸ブロムヘキシン（ビソルボン）のように酸性側で安定化させている。一方、輸液は pH 5〜7 付近の弱酸〜中性に調整してあるので、緩衝性の強い注射薬を配合することで pH が変動することが予想される。

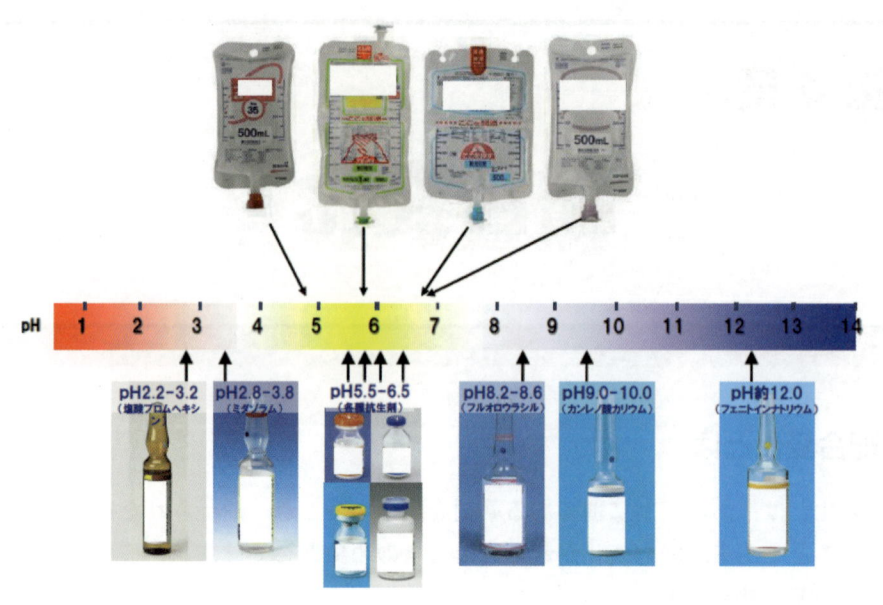

図4.1　輸液と注射薬の pH

　輸液や注射剤に、酸およびアルカリを添加したときの pH の変動や外観変化についてはあらかじめ試験が実施されている。これがインタビューフォームに掲載されている「pH 変動試験」の結果で、この情報からある程度 pH に依存した配合変化を予測することができる。

　pH 変動試験の方法は、まず各種の注射薬に pH 調整剤として0.1mol/L の塩酸あるいは0.1mol/L の水酸化ナトリウム液を添加し、pH をそれぞれ酸性側あるいはアルカリ性側へと移動させる。このとき、pH が変動することによって濁りまたは沈殿などの外観変化が現れた pH のことを「変化点 pH」という。また、原則として pH 調整剤を注射薬に対して等量（通常は10mL）添加しても外観変化がない場合、滴下を終了し、その時点での pH のことを「最終 pH」という。

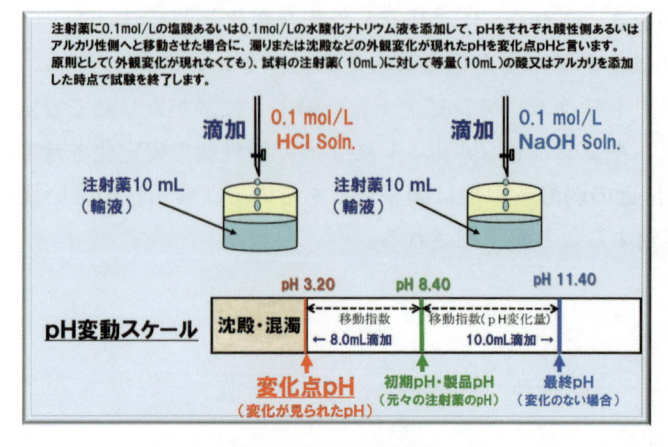

図4.2　pH 変動試験

第4章 配合変化

これらの試験結果をわかりやすくスケールにまとめたものが「pH変動スケール」である。pH変動スケールから、もともとの注射薬剤のpH（製品pH）、変化点pH（あるいは最終pH）、さらに製品pHから変化点pH（あるいは最終pH）までの移動幅から「移動指数」を求めることができる。これはその値が小さいほどpHが移動しにくい（緩衝性が強い）ことを示す。この緩衝性の強さについてはまた、pH調整剤の添加量からも推察することができ、添加量が増えるほど、緩衝性が強いと考えられる。

2.1. pH変動試験結果の見方

例えば、エルネオパ1号輸液のpH変動スケールからは、次のようなことがいえる。試料pH（製品pH）が5.13、酸性側には変化点pHがなく、0.1mol/Lの水酸化ナトリウムを4mL添加したときにpHが8.45となり、黄色混濁の外観変化が現れていることから、アルカリ側で変化点pHを持つ薬剤であることがわかる。また移動指数は酸性側で5.13−2.68＝2.45、アルカリ側では8.45−5.13＝3.32となる。

（インタビューフォームより）

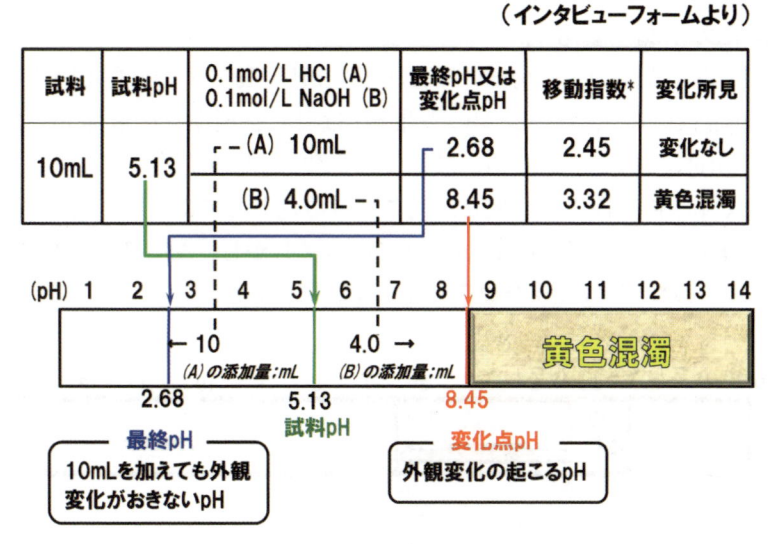

試料	試料pH	0.1mol/L HCl (A) 0.1mol/L NaOH (B)	最終pH又は 変化点pH	移動指数*	変化所見
10mL	5.13	(A) 10mL	2.68	2.45	変化なし
		(B) 4.0mL	8.45	3.32	黄色混濁

図4.3 例：エルネオパ1号輸液のpH変動試験結果

2.2. 配合変化の予測　参考例(1)

このpH変動スケールを用いて配合変化の予測をすると以下のようになる。

左側の注射薬Aと輸液Bを配合した場合、それぞれの製品pHは8.6と6.0なので、両剤の配合液のpHは6.0〜8.6の間になると考えられる。この範囲内にはどちらの変化点pHも含まれていないので、配合変化は起こさないと予測される。

一方、右側の注射薬Aと輸液Cを配合した場合、それぞれの製品pHは8.6と4.0なので、両剤の配合液のpHは4.0〜8.6の間になると考えられる。この範囲に注射薬Aは変化点pH（4.7）を持ち、4.7より酸性側で黄濁を起こすことが分かっているので、配合変化を起こす可能性があると予測される。

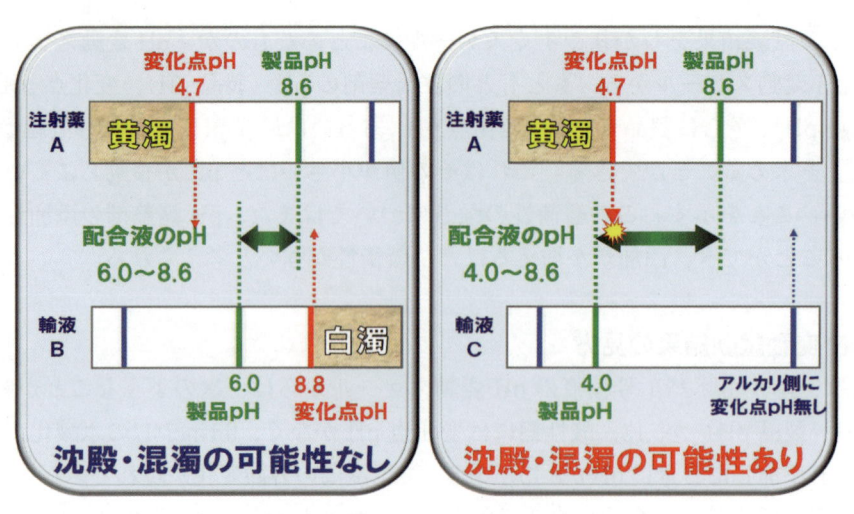

図4.4　変化点 pH から予測すると…

2.3. 配合変化の予測　参考例(2)

　次に、3剤の薬剤を配合する場合の配合順序を pH 変動スケールを用いて考えてみる。注射薬①の製品 pH は3.5、注射薬②の製品 pH は8.5、注射薬③の製品 pH は9.0である。注射薬②は、pH4.5で白濁するため、酸性側に変化点 pH が存在している。スケールから判断すると、pH 依存性の配合変化を起こす可能性としては、①と②の組み合わせが考えられ、一般的には避けたい組み合わせである。しかし、配合変化を起こさない配合順序を考えるならば、どのような順序で配合すればよいか。

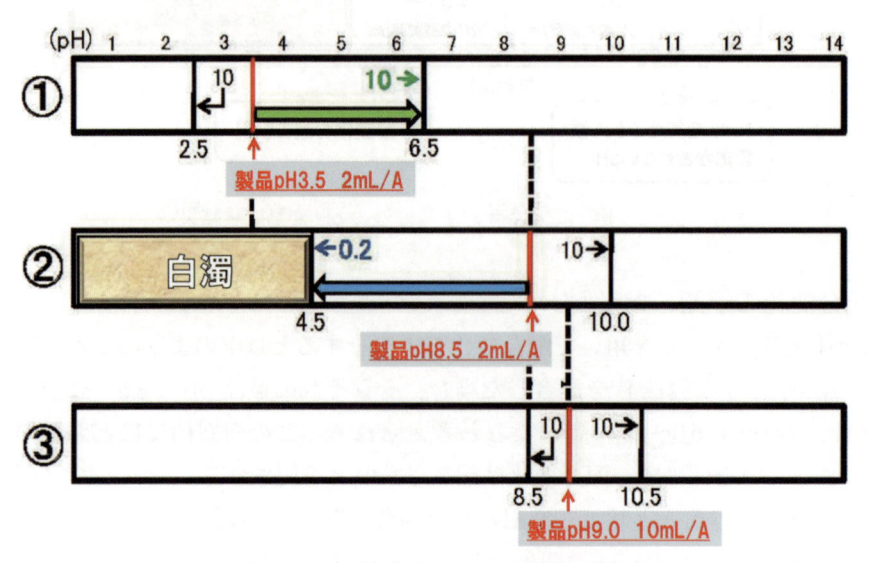

図4.5　pH 変動スケールを読み取ろう
〜注射薬①・②・③のシリンジ内の配合順序は？〜

その配合順序としては、②→③→①の順に配合するのが望ましいと考えられる。①と②を配合すると、配合液の pH は3.5～8.5の間になるが、①と②の緩衝性を比較すると、②の薬剤は少量（0.2mL）の酸の添加によって pH が大きく変動することから、緩衝性が弱いことが分かる。そのため、①と②の配合液の pH は①の薬剤 pH に近づくと予測され、②の薬剤が白濁する可能性が高いと思われる。一方、②と③を配合しても、配合液の pH は8.5～9.0の間で配合変化はなく、また、緩衝性の高い③の薬剤を先に配合することで、アルカリ側にとどまる力が強くなるため、①も安全に配合することが可能となる。

　なお pH 変動試験のデータは、各注射薬のインタビューフォームに記載され、下記のような書籍にても紹介されている。

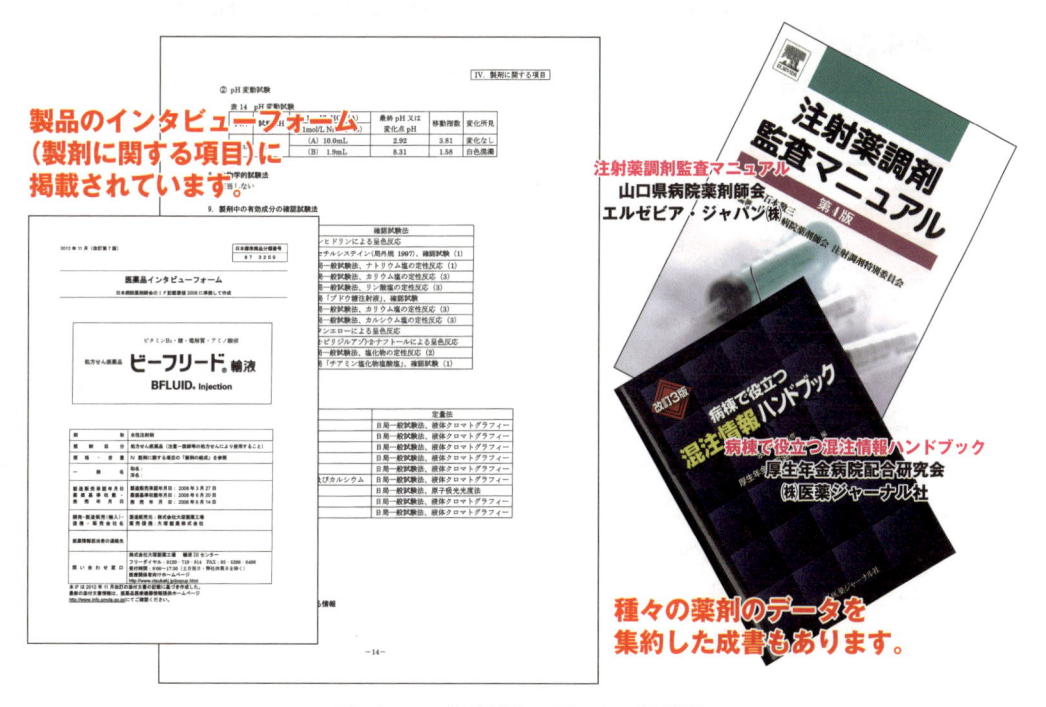

図4.6　pH 変動試験のデータの掲載例

　次に多剤の配合変化を緩衝係数を用いて予測する方法を参考までに記しておく。

```
                    ← 0.01N HCl    0.01N NaOH →
            pH 1 2 3 4 5 6 7 8 9 10 11 12 13 14

  生理食塩液        [            K            ]

  生理食塩液 + 注射剤   [   Kn   ]
```

[方法]
(1) 50mL 生理食塩液 + 0.01N HCl (or 0.01N NaOH) 2mL ⇒ pH測定
(2) 50mL生理食塩液 + 注射剤 1A(or 1vial) 1/10量
    + 0.01N HCl (or 0.01N NaOH) 2mL ⇒ pH測定

[緩衝係数の求め方]

$$緩衝係数(D) = \frac{K}{Kn} - 1$$

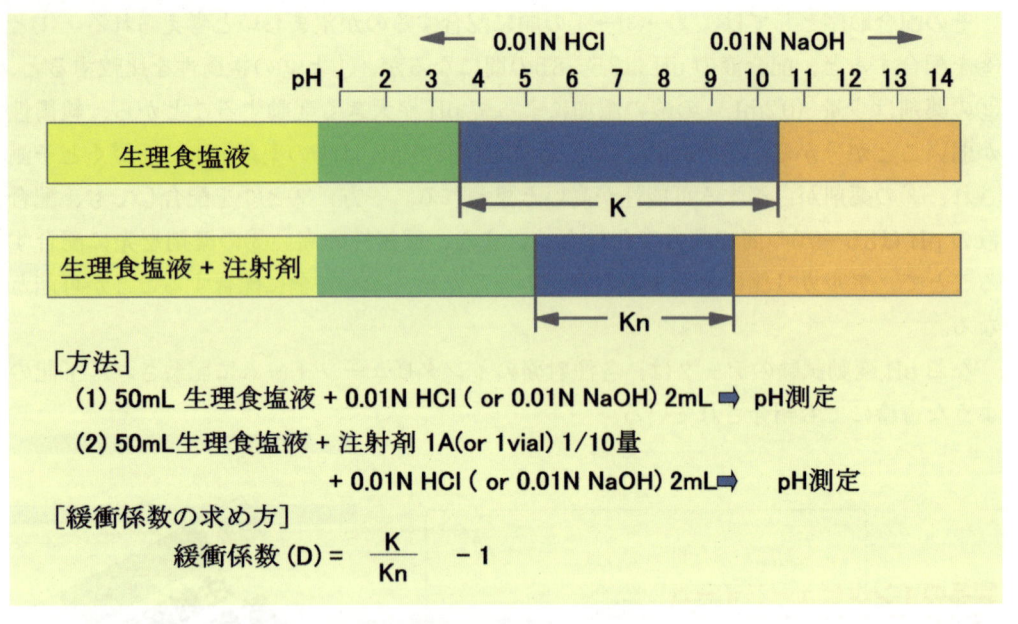

図4.7 混合注射剤のpH予測法(1)
－緩衝係数を用いた方法－

　緩衝係数は、その水溶液の緩衝力を生理食塩液を基に評価した係数である。
　したがって、K/Kn≧1であり、D≧0となる（生食は緩衝能がないので変化量は最も大きいと考えられる）。ポイントはpHの変化量のみを考慮しており、それぞれの化学的性質は考慮していない。すなわち、D値は生理食塩液を基準にした注射液のpH変化量を示す値であり、D値が大きいことは緩衝力が高いことを示す。
　このpH予測法の考え方は、各注射液のそれぞれの輸液中でのpH変化量（Dまたは$D×α$）の総和に対して最も混合後のpHに影響するDmax（または$Dmax×αmax$）の割合は($a-b$)に当てはまることをベースに考えられている。したがって、注射剤の数が増えたり（通常は4種程度まで）、D値の高い注射剤が複数あると予測が難しいと考えられる。Dは生食の値がそのまま用いることのできるような有機イオン（緩衝能を有する）を含んでいない輸液に対して用い、有機イオンの入った輸液の場合にはDにその輸液中でのpH変化から求めた$α$を用いて、その輸液中での注射剤の緩衝能を$D×α$で表した緩衝係数を用いる（Dも$D×α$も生理食塩液や使用する輸液中での基準となるpH変化量を表している）。

第4章　配合変化

輸液	注射剤	D値	pH変動スケール 1 2 3 4 5 6 7 8 9 10 11 12 13 14	α値
単一成分輸液 or 電解質輸液	A	D1	a	α1
	B	D2	b	α2
	・	・		・
	N	Dn	黄濁　n	αn

　このpH予測法の考え方は、各注射液のそれぞれの輸液中でのpH変化量（DまたはD×α）の総和に対して最も混合後のpHに影響するDmax（またはDmax×αmax）の割合は（a−b）に当てはまることをベースに考えられている。

(1) 単一成分輸液をベースにした場合

$$pH = b + (a-b) \times \frac{Dmax}{D1 + D2 + \cdots + Dn}$$

(2) 電解質輸液をベースにした場合

$$pH = b + (a-b) \times \frac{Dmax \times \alpha max}{D1 \times \alpha 1 + D2 \times \alpha 2 + \cdots + Dn \times \alpha n}$$

a、b、…、n：輸液と各注射剤の混合液のpH、計算上 a＞n＞b となるようにする。
D1、D2、…、Dn：各注射剤の緩衝係数（D値）、Dmaxは注射剤中の最大D値（D=0は除く）。
α1、α2、…、αn：各注射剤を混合したときの輸液のpH移動幅、αmaxは最大D値の輸液のph移動幅。

図4.8　混合注射剤のpH予測法(2)

　実際例を下に示す。

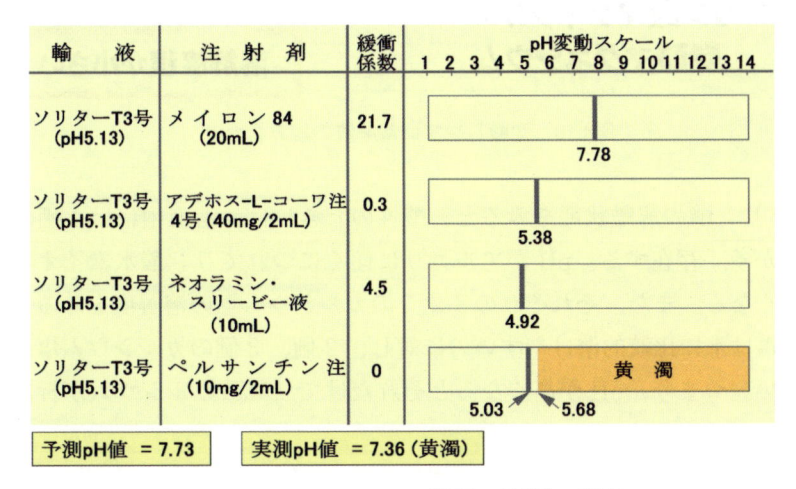

輸液	注射剤	緩衝係数	pH変動スケール 1 2 3 4 5 6 7 8 9 10 11 12 13 14
ソリターT3号 (pH5.13)	メイロン84 (20mL)	21.7	7.78
ソリターT3号 (pH5.13)	アデホス-L-コーワ注 4号 (40mg/2mL)	0.3	5.38
ソリターT3号 (pH5.13)	ネオラミン・スリービー液 (10mL)	4.5	4.92
ソリターT3号 (pH5.13)	ペルサンチン注 (10mg/2mL)	0	5.03　5.68　黄濁

予測pH値 = 7.73　　実測pH値 = 7.36（黄濁）

$$4.92 + (7.78 - 4.92) \times \frac{(7.78 - 5.13) \times 21.7}{21.7 \times (7.78 - 5.13) + 0.3 \times (5.38 - 5.13) + 4.5 \times (5.13 - 4.92)}$$

図4.9　混合注射剤のpH予測法(3)
－電解質輸液剤の場合－

3．pH非依存性の配合変化：イオンによる沈殿反応

　輸液に関する配合変化を生じるメカニズムの多くはpH依存性であるが、そればかりではない。コンクライトCa（塩化カルシウム）とコンクライトPK[注]（リン酸カリウム）のpH変動スケールでは、混合後の予測pH範囲内（5.94～8.86）において変化点pHが存在せず、配合可と判断できる。しかし、実際は両注射剤を混合すると、混合直後からリン酸カルシウムの沈殿が生じ配合不可である[1]。

　輸液には数多くの成分が含まれており、有機酸と電解質が反応してリン酸カルシウム、炭酸カルシウム、リン酸マグネシウム、炭酸マグネシウムなどを生成する。このうち、リン酸カルシウムは特に溶解度積が小さく水に溶けにくいため、リン酸カルシウムが原因となる析出事例が多く報告されている。

[注]現在コンクライトPKは販売終了になっているが、参考例として記載した。

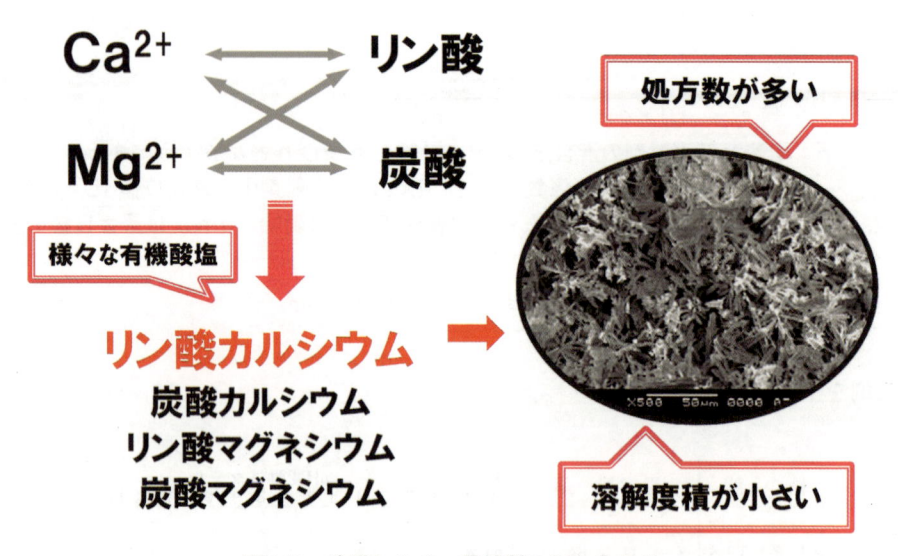

図4.10　沈殿しやすい電解質の組み合わせ

　pHによるリン酸の解離状態をみると、酸性のときには、溶液中には1価のリン酸二水素イオンが多く存在する。pHがアルカリに傾くにつれてリン酸水素イオン、リン酸イオンが多くなる。また、それぞれのイオンのカルシウム塩の溶解度をみると、1価のカルシウム塩は水に比較的溶けやすいのに対し、2価、3価のカルシウム塩は水にほとんど溶けない。つまり、pHが高くなるとそれだけでリン酸カルシウムが析出しやすくなる。

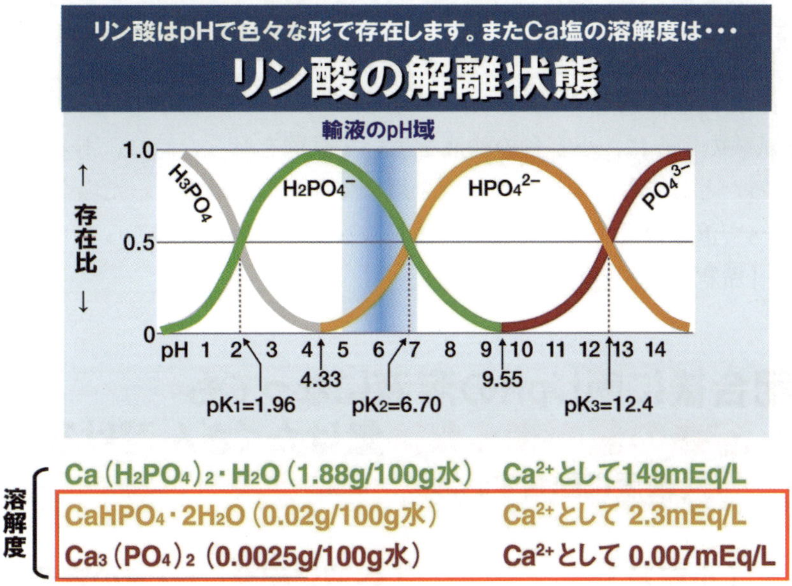
リン酸はpHで色々な形で存在します。またCa塩の溶解度は・・・
リン酸の解離状態
輸液のpH域
↑ 存在比 ↓
1.0
0.5
0
H_3PO_4
$H_2PO_4^-$
HPO_4^{2-}
PO_4^{3-}
pH 1 2 3 4 5 6 7 8 9 10 11 12 13 14
4.33
9.55
pK_1=1.96
pK_2=6.70
pK_3=12.4
溶解度
$Ca(H_2PO_4)_2 \cdot H_2O$ (1.88g/100g水)　Ca^{2+}として149mEq/L
$CaHPO_4 \cdot 2H_2O$ (0.02g/100g水)　Ca^{2+}として 2.3mEq/L
$Ca_3(PO_4)_2$ (0.0025g/100g水)　Ca^{2+}として 0.007mEq/L

図4.11　リン酸の解離状態

実際の輸液では、TPN 輸液の pH は5.0～5.5くらいなので、この pH ではリン酸の大部分は、水に溶けやすい塩を形成するリン酸二水素イオンの状態となっている。一方、ビーフリードやアミノフリードのような、PPN 輸液の pH は6.7なので、水に溶けにくい塩を形成するリン酸水素イオンが増え、リン酸二水素イオンとリン酸水素イオンの存在比率は、ほぼ１：１となっている。このことから、PPN 輸液は TPN 輸液や他の製剤に比べて、リン酸カルシウムの析出が起こりやすい。

リン酸カルシウムが析出する要因をまとめてみると、

●輸液中のカルシウムやリン酸の濃度が上昇する場合：

補正用の塩化カルシウム製剤を配合し、カルシウムの濃度が増加した場合。

●カルシウムやリンを含む輸液の pH が高くなった場合：

5-FU やメイロンなどのアルカリ性で、なおかつ緩衝性の高い薬剤を配合して輸液の pH が上昇した場合。

4．輸液に特有な配合変化

4.1. 輸液による希釈効果

　pH変動試験のように、小容量の輸液を用いて試験を行った時に、あるpHで沈殿・混濁が起こったとしても、大容量の輸液を用いて同様の試験を行った場合には、小容量のときと比べて溶媒の量が増えるため、同じ溶質量だと変化が起こらなくなることがある。これが「希釈効果」である。

配合後に同じpHの溶液になっても溶媒の量が増えれば量はたくさん溶ける
（輸液に配合すれば）

【小容量】
（pH変動試験の時の容量）

【輸液に配合したときの容量】

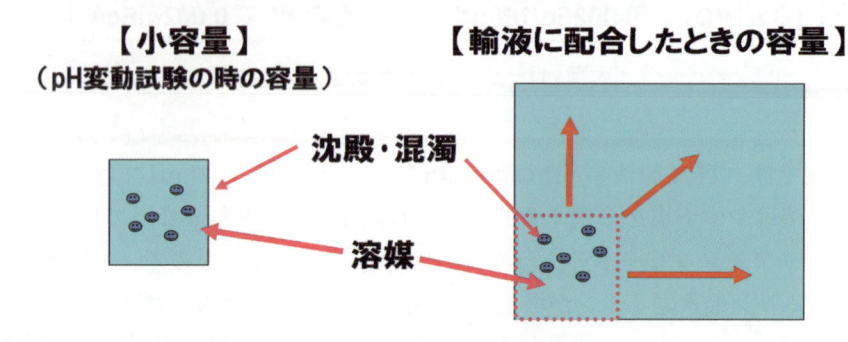

沈殿・混濁
溶媒

図4.12　輸液による希釈効果

　したがって、この希釈効果が生かされない場合には、通常配合変化表では外観変化のない組み合わせにも関わらず、実際に配合すると外観変化を起こす場合がある。

4.2. 手技による配合変化への影響

　ビーフリード輸液とカルシウム塩を含む薬剤を例にして、配合時の手技がリン酸カルシウム析出に及ぼす影響について試験を行った。

　ビーフリード500mLの隔壁を上下室を開通してよく混合したものに、下記のA～Cの配合手技でカルチコール注射薬8.5％10mLを2Aずつ配合した。その後、点滴スタンドに吊るした状態で静置し、配合直後から24時間までのpHと外観変化を調べた。

　試験の結果、ビーフリードを台上に置いて注射薬を配合し、よく混合した場合、24時間後でも変化は認められなかった（a）。しかし、ビーフリードを輸液スタンドに吊るした状態でポートから注射薬を配合した場合や、ビーフリードの容器が折れ曲がった状態で台上に置き、注射薬を配合した場合には、配合中にカルチコールが局在したために結晶が析出しやすくなり、24時間後には白濁した。

手技a：ビーフリードを台上に置いて、容器を寝かせた状態で注射薬を配合し、よく混合
手技b：ビーフリードを吊るした状態で、下から注射薬を配合し、バッグの下室を押して混合
手技c：ビーフリードの容器が折れ曲がった状態で、注射薬を配合し、よく混合

手技	項目	直後	6時間	24時間
a	pH	6.77	6.75	6.75
	外観	無色澄明	無色澄明	無色澄明
b	pH	6.73	6.73	
	外観	無色澄明	白濁	
c	pH	6.76	6.75	6.56
	外観	無色澄明	無色澄明	白濁

図4.13　手技による配合変化への影響　試験結果

4.3. 側管投与における配合変化

　輸液バッグ内へ配合した場合（ワンバッグ法）には外観変化を生じない薬剤でも、輸液ルートの側管から投与する（IVプッシュ法）と、輸液の希釈効果が得られず輸液と薬剤が高濃度で接触するため、輸液ルート内で配合変化が起こりやすくなることがある。そのため、側管からの投与を想定した条件で行われる等量混合試験の結果と、通常の輸液1袋に薬剤1アンプル、あるいは1バイアルの配合変化試験の結果が一致しないことがあり、注意が必要である。

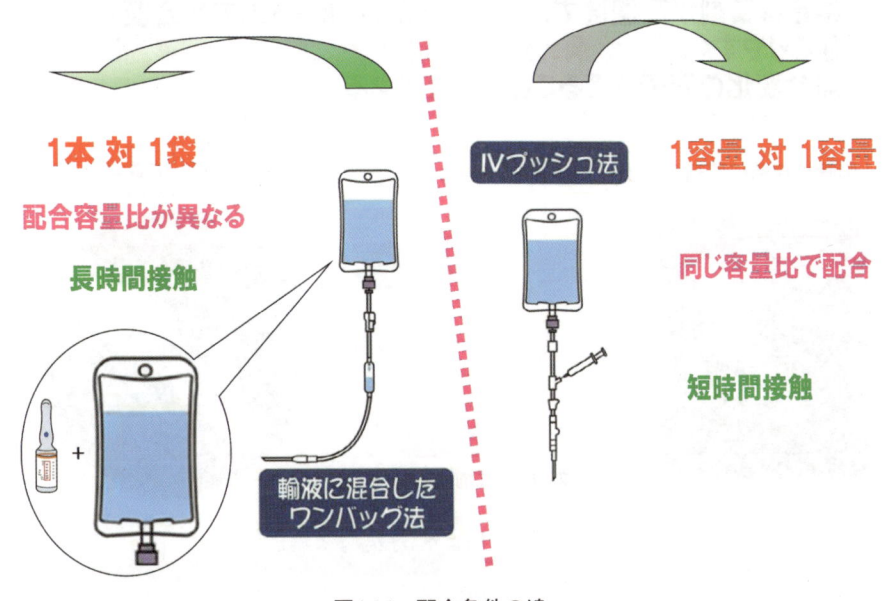

図4.14　配合条件の違い

【試験結果】

（a〜cは3hrまで）	エルネオパ 1号 5.13	エルネオパ 2号 5.28	ネオパレン 1号 5.60	ネオパレン 2号 5.38	ビーフリード 6.84
a 希釈なし：pH3.44	○ 4.96	× 5.13	× 5.32	× 5.23	× 5.76
b 5倍希釈：pH3.56	○ 5.13	○ 5.32	○ 5.54	○ 5.38	× 6.58
c 11倍希釈：pH3.93	○ 5.11	○ 5.33	○ 5.58	○ 5.41	○ 6.70
1袋に配合（24hr）	◎ 5.14	◎ 5.31	◎ 5.61	◎ 5.38	◎ 6.75

数字はpH、○：3時間まで配合変化なし、×：混合直後で白色混濁、◎：24時間後まで変化なし

図4.15　ミダゾラム注射薬を用いた配合変化試験

　すなわち輸液内へ配合した場合には薬剤は希釈されるが、側管投与の場合は薬剤が高濃度で注入されるため、ルート内で配合変化を起こしやすくなる。薬剤を側管から投与する場合には、投与前後に生理食塩液で「フラッシング」を実施し、配合変化を回避することも必要である。

> 輸液内へ配合した場合には薬剤は希釈されるが、側管投与の場合は薬剤が高濃度で注入されるため、ルート内で配合変化が起こりやすくなる。薬剤の投与前後に「フラッシング」を実施し、配合変化の回避を図ることも必要である。

【側管投与時に薬剤が析出した例（ミダゾラム）】

フィルターに捕捉された白い結晶

薬剤の投与前後には生食によるフラッシングを

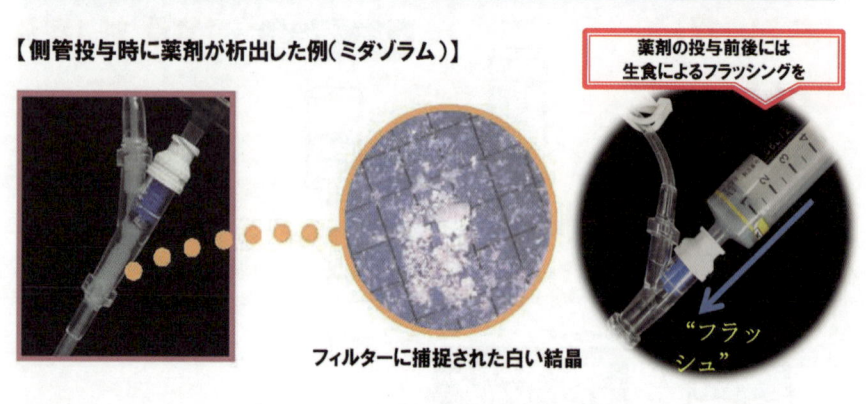

"フラッシュ"

図4.16　薬剤を側管から投与する場合

5．配合変化実習

≪体験学習4－1　注射用カンレノ酸カリウムを用いた配合変化≫

●準備するもの
　ラクテック注500mL、フィジオ35輸液500mL、注射用カンレノ酸カリウム200mg、生理食塩液（20mL）、20mLシリンジ、18G針

●方法
1．注射用カンレノ酸カリウムを生理食塩液（20mL）で溶解し、シリンジに吸い取る。
2．その10mLをラクテック注に混注して、配合変化を確認する。
3．残り10mLをフィジオ35輸液に混注して、配合変化を確認する。

●結果と考察
・ラクテック注は白濁しないが、フィジオ35輸液は混合直後に白濁する。
・この外観変化は輸液への配合によるpHの変化によるもので、pH変動スケールの結果からこの変化は予測・回避できる。

【参考】　注射用カンレノ酸カリウム（規格pH9.0～10.0）のpH変動スケール*

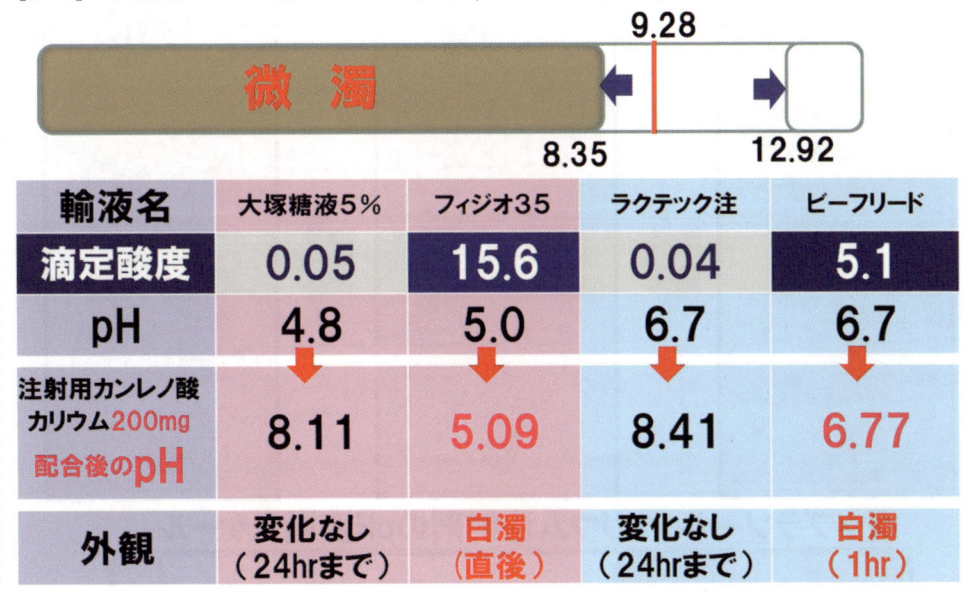

輸液名	大塚糖液5%	フィジオ35	ラクテック注	ビーフリード
滴定酸度	0.05	15.6	0.04	5.1
pH	4.8	5.0	6.7	6.7
注射用カンレノ酸カリウム200mg 配合後のpH	8.11	5.09	8.41	6.77
外観	変化なし（24hrまで）	白濁（直後）	変化なし（24hrまで）	白濁（1hr）

編集/山口県病院薬剤師会：注射調剤特別委員会：注射薬調剤監査マニュアル［第3版］、エルゼビア・ジャパン 2008：p318

≪体験実習4－2　オメプラゾールナトリウム注射剤を用いた配合変化≫

●準備するもの
　オメプラゾールナトリウム注射剤、フィジオ35輸液、生食注シリンジ20mL、18G注射針。

●方法
1. 生食注シリンジを開封し、注射針を接続する。
2. 生食注シリンジの液を、オメプラゾールナトリウム注射剤のバイアルに少量入れ薬剤を溶解し、シリンジに吸い取る。
3. フィジオ35輸液に混合し、反応を確認する。

●結果と考察
・オメプラゾールナトリウム注射剤をフィジオ35輸液に配合すると、外観変化（薄紫色の着色）が観察される。
・この変化もpHの変化によるものだが、配合直後には観察されないので注意する。

フィジオ35輸液（500mL）＋オメプラゾールナトリウム注射剤（1A）
配合時の経時的な外観変化写真

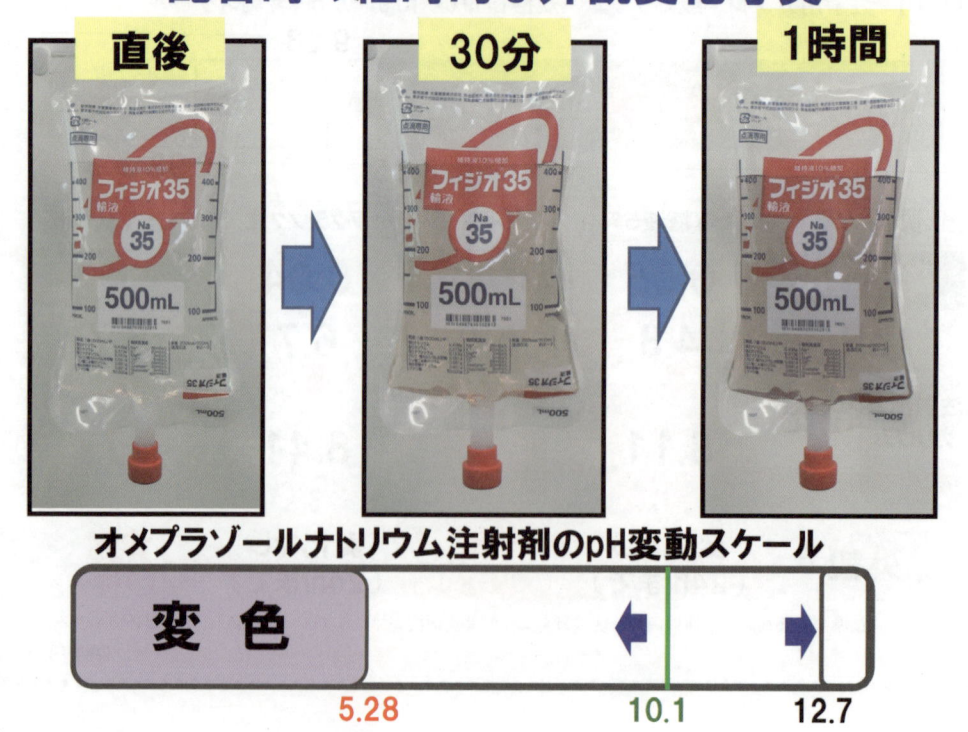

| 直後 | 30分 | 1時間 |

オメプラゾールナトリウム注射剤のpH変動スケール

変色　　　　　　　　　←　　→

5.28　　　　　　　　10.1　　12.7

≪体験実習4-3 フェニトインナトリウム注射液を用いた配合変化≫

●準備するもの

　フェニトインナトリウム注射液250mg（5mL）、エルネオパ1号輸液1000mL、生食注シリンジ20mL、10mLシリンジ、18G注射針。

●方法

1. あらかじめ、フェニトインナトリウム注射液（5mL）を10mLシリンジに採取する。
2. フェニトインナトリウム注射液だけを投与。
   ・Y字管付き輸液セットのクレンメを閉じる。
   ・Y字管の口をアルコール綿で清拭する。
   ・フェニトインナトリウム注射液の半量（2.5mL）を側管から投与する。
   ・クレンメを開放して外観変化の有無を観察する。
3. フェニトインナトリウム注射液の投与前後に生食でフラッシング。
   ・プラネクタのついた輸液セットのワンタッチクレンメを閉じる。
   ・プラネクタ表面をアルコール綿で清拭する。
   ・2個のプラネクタのうち、輸液側から生食シリンジを用い、10mL分フラッシングする。
   ・患者側のプラネクタからフェニトインナトリウム注射液の半量を投与して外観変化の有無を観察する。
   ・輸液側のプラネクタから再度生食でフラッシングを行って、外観変化の有無を観察する。
   ・ワンタッチクレンメを開放。

●結果と考察

・フェニトインナトリウム注射液の製品pHはアルカリに傾いており（12.22）、栄養輸液との混合で容易に配合変化を起こす。したがって、他剤とは配合できない。
・配合変化を起こしやすい注射薬を側管から投与しなければならない場合、投与前後に「フラッシング」を実施すると配合変化を回避できる場合がある。

注）フェニトインナトリウムは1mL/分を超えない速度で投与する。今回は実習のため側管から急速に投与したので、臨床上の条件とは異なることに注意する。

フェニトインナトリウム注射液pH変動スケール

10.71　12.22　12.73

結晶析出

フラッシングによる配合変化の回避

① フェニトインナトリウム注射液だけを投与

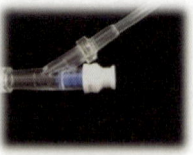

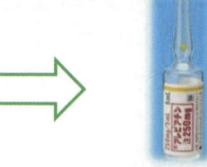

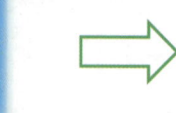

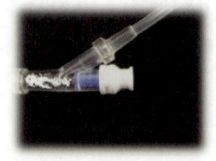

クレンメで
メインルート停止 → フェニトインナトリウム注射液を側注（2.5mL） →

② フェニトインナトリウム注射液投与前後に生食でフラッシング

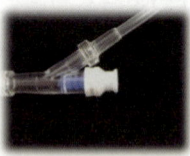

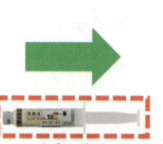

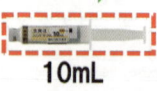

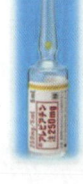

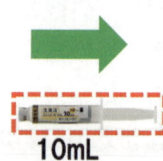

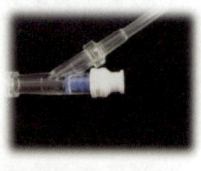

クレンメで
メインルート停止 → 10mL → フェニトインナトリウム注射液を側注（2.5mL） → 10mL →

参考文献：1）編集/赤瀬朋秀、他：根拠からよくわかる注射薬・輸液の配合変化、羊土社2009

memo

第5章 輸液栄養管理とフィジカルアセスメント

1. バイタルサインと薬剤師

- バイタルサインは、シームレスな地域医療連携のため、医療・介護スタッフが共有すべきテーマである。
- 薬剤師もバイタルサインの理解のみならず、具体的な採取方法についても習熟し、薬学的管理指導に役立てる時代が到来している。
- 薬剤師がバイタルサインを活用するのは、診断のためではなく薬効の発現や副作用の有無を確認するためと、プライマリ・ケア実践のためである。
- 非侵襲的なバイタルサインの採取と薬学的な見地からの評価、医療チームへのフィードバッグは、薬剤師の業務になるであろう。

1.1. バイタル正常値

- 脈拍の正常値（目安）：年齢の低い方が回数が多い。
  60回以下を徐脈（bradycardia）、100回以上を頻脈（tachycardia）
  老人：60〜70回/分　成人：60〜80回/分　思春期：70〜80回/分
  学童：80〜90回/分　乳児：120前後回/分　新生児：130〜140回/分
- 血圧の正常値（目安）：年齢が低い方が低くなる。
  成人：110〜130/60〜70（最高/最低）　学童：100〜120/60〜70
  幼児：100〜90/60〜65　乳児：80〜90/60　新生児：60〜80/60
- 呼吸数の正常値（目安）：年齢の低い方が回数が多い。
  成人：16〜20回/分　学童：20〜25回/分　幼児：20〜35回/分
  乳児：30〜40回/分　新生児：40〜50回/分
- 体温：一般的には腋窩温で36.0℃から37.0℃だが、体温には生理的な個人差があるので、その正確な評価のためには通常の個人の平熱についての情報が必要。
  温度が高い順に直腸＞口腔＞腋窩（脇）。また1日のうちで変動があって、午後2時〜7時が最も高く、午前4時〜6時頃が一番低くなる。

≪体験実習５−１　聴診器の使い方と血圧測定≫

１）聴診器の使い方

①聴診器の構造は、患者に当てる採音部（チェストピース）、音を伝えるチューブ、検者の耳に当てるイヤーピースからなる。採音部は、シングルヘッドの聴診器では膜型を使用する。ダブルヘッドでは、膜型とベル型がある。膜型で一般的に聴診できるが、ベル型は、低音（心音）の聴取に適している。

②採音部の膜型とベル型の切り替えはチューブと採音部の接続部を回すと切り替えできる。

③聴診器では、呼吸音、心音、コロトコフ音*、グル音などを聴くことができる。

２）血圧測定

①患者に血圧を測定することを伝える。通常どれくらいの血圧かを問診しておくか、またはカルテであらかじめ確認しておく。血圧測定の際は、リラックスしてもらう。初診の患者の場合は、できるだけ両腕の血圧を測り、左右差の有無を確認する。

②上腕を露出させ、心臓と同じ高さにする。

③上腕動脈を触知する。

④マンシェットを巻く。マンシェットの下縁は、肘部から２〜３cm上になるようにして、指が２本入る程度に巻く。

⑤上腕動脈を触知し、その上に聴診器をあてる。

⑥ゴム球を利き手で持ち、反対の手は聴診器にそえる。

⑦ゴム球を押して加圧する。ゴム球を押すことにより70〜80mmHgまで速やかに加圧し、それ以後は10mmHg程度ずつ上げてゆき、その患者の通常の血圧よりも20〜30mmHgまで加圧する。

⑧減圧する（血圧測定）

　ゴム球のねじを緩めることにより、２mmHg/秒程度で減圧する。

　　・血管音（コロトコフ音）が聴こえはじめた時＝収縮期血圧（最高血圧）。

　　・血管音（コロトコフ音）が聴こえなくなった時＝拡張期血圧（最低血圧）。

＊コロトコフ音：コロトコフ（Korotokoff）が1905年に初めて血圧測定を行った。聴診法では、聴こえる音をコロトコフ音という。

３）呼吸音

①正常

・気管呼吸音：音が大きく、高音、呼気の方が大きい。

・気管支呼吸音：音の高低は気管呼吸音と肺胞呼吸音の中間。

・肺胞呼吸音：音が小さい、低音、呼気には聞こえない。

②異常

・減弱・消失している：肺胞内に液体が貯留している血胸、胸水、胸腔内に気体が入っている気胸、著しい肥満などの場合に呼吸音が減弱消失する。

- 左右差がある：左右に病変の差がある疾患で生じる。
- 呼気延長がある：気管支に狭窄があることにより呼出障害がある場合に生じる。気管支喘息、閉塞性肺疾患で聴かれる。
- 副雑音（肺雑音）は呼吸運動に伴って生じる異常呼吸音。副雑音のうち肺や気道から発生するものをラ音と呼び連続性ラ音（乾性ラ音）、断続性ラ音（湿性ラ音）がある。その他として胸膜摩擦音がある。
- 連続性ラ音：気管支の狭窄により生じる音で主に呼気に聴取される。比較的太い気管支が狭窄した場合、いびき音（ぐうぐう）が聴かれる。細い気管支が狭窄した場合、笛声音（ヒューヒュー）が聴かれる。笛声音は気管支喘息で聴取されることが多いので、喘息呼吸音とも言われる。
- 断続性ラ音：末梢気道や肺胞に液体があるときに、そこを空気が通過するときに生じる。持続性の短い不連続な音で主に吸気時に聴かれる。水泡音（プツプツ）は粗い大きな音で、慢性気管支炎、進行した肺水腫で聴かれる。捻髪音（パリパリ）と細かな音は肺線維症で聴かれる。
- 胸膜摩擦音は、胸膜炎で胸膜面が粗くなったときに聴かれる。靴底の軋む音、雪を握るような音（ギュギュ）が聴かれる。

③呼吸に関する聴診部位は前胸部、背部6箇所ずつ行う。背部では、肩甲骨の裏側は肉が少なく、呼吸音が聴きやすい（聴診時に腕を組んでもらうと肩甲骨が移動し聞きやすくなる）。前胸部からの聴診が難しいときに背部からの聴診が有効になる。

④呼吸に関する聴診時のポイント
- 上方から下方へ、左右の音を比較しながら聴診する。
- 吸気の始めから呼気の終わりまで聴診する。
- 採音部の移動は呼気の終わりに行う。
- 最低1呼吸、できれば2呼吸聴診する。
- 普通の呼吸では異常な呼吸音が聴かれない場合があるので、できれば深呼吸してもらう。

4）心音の聴診

①心音は、心房・心室の出入口の弁が開閉することによって発生する。
　「ドックン、ドックン」と聞こえ、この「ドックン」の「ドッ」をⅠ音といい、僧帽弁と三尖弁の閉鎖する音である。「ドックン」の「クン」をⅡ音といい、大動脈弁と肺動脈弁の閉鎖音である。

②心雑音は、心音の間に聞こえる血液の乱流の音である。「シュー」「ザー」などと聞こえる。

③心音の分類
- Ⅰ音は僧帽弁と三尖弁の閉鎖音、Ⅱ音は大動脈弁と肺動脈弁の閉鎖音で、Ⅰ音およびⅡ音は、正常な心音である。

- Ⅲ音は、Ⅱ音の後の低調な音。心不全の患者や、健康な若年者で聴かれる。Ⅳ音はⅠ音の前の小さな音。左心室の収縮力が低下した心筋症などで聴かれる。Ⅳ音は健康な人では聴かれない。
- Ⅰ音とⅡ音を聞き分ける。聴診しながら、橈骨動脈を触知して脈の触れと同期した音がⅠ音である。

④心雑音の分類
- 収縮期雑音：駆出性雑音と逆流性雑音がある。駆出性雑音は心臓から血液が流出するときの音で、肺動脈弁狭窄症・大動脈弁狭窄症で聴かれる。逆流性雑音は、僧帽弁閉鎖不全症・心室中隔欠損症など、血液が逆流するときに聴かれる。
- 拡張期雑音：拡張期に血液が大動脈から心室に逆流して雑音を生じる。大動脈弁閉鎖不全症などで聴かれる。僧帽弁狭窄症の場合、拡張中期に雑音が聴かれる。
- Ⅰ音は収縮期の初期、Ⅱ音は拡張期の初期に聴かれる。安静時は、Ⅰ音とⅡ音の間隔は短くⅡ音とⅠ音の間隔が長くなる。頻脈になるとこの間隔の差は少なくなる。
  収縮期雑音はⅠ音とⅡ音の間に、拡張期雑音はⅡ音とⅠ音の間に聴かれる。

⑤聴診部位：大動脈弁領域・肺動脈弁領域はⅡ音が強く聴こえる。三尖弁領域・僧帽弁領域はⅠ音が強く聴こえる。僧帽弁領域は、Ⅲ音・Ⅳ音の有無に注意する。エルプ部位は、4つの弁の音が聴き取れる部位である。

5）腸音
①患者の腹圧を緩める目的で、膝を曲げてもらい、聴診を行う。
②腹部のどこか1ヵ所で2～3分間聴取する。
③4～12回/分　聴取できれば正常と判断する。

2．病態シナリオと輸液の処方提案

2.1. 症例
72歳男性。身長156cm、体重34kg。
2012年5月24日入院。
主疾患名：肺炎。
既往：慢性閉塞性肺疾患（COPD）、5年前在宅酸素療法（HOT）導入。
　主疾患に関しては抗生剤治療を、他の既存疾患については内服薬による治療を継続した。入院中に気管支喘息発作を発症し、それまで比較的順調であった摂食が不良となった。
　ハーフ食（1000kcal、水分量650mL）およびサプリメント（テゾン：80kcal、125mL）。摂食率は50％。
　このとき主治医から使用する輸液に関するコメントを求められた。

下記の項目を参考にしながら輸液治療の処方を考えてみる。
患者　男性、72歳、身長　156cm、体重　34kg、BMI 14.0
●投与エネルギー量：
　・1日必要エネルギー量　　　　　　　＿＿＿＿＿＿＿＿＿
　・経口から摂取するエネルギー量　　　＿＿＿＿＿＿＿＿＿
　・静脈から投与するエネルギー量　　　＿＿＿＿＿＿＿＿＿
●投与アミノ酸量：
　・1日必要アミノ酸量　　　　　　　　＿＿＿＿＿＿＿＿＿
　・経口から摂取するアミノ酸量　　　　＿＿＿＿＿＿＿＿＿
　・静脈から投与するアミノ酸量　　　　＿＿＿＿＿＿＿＿＿
●輸液量：
　・1日必要水分量　　　　　　　　　　＿＿＿＿＿＿＿＿＿
　・経口から摂取する水分量　　　　　　＿＿＿＿＿＿＿＿＿
　・静脈から投与する水分量　　　　　　＿＿＿＿＿＿＿＿＿
●使用輸液：

輸液名	水分量（mL）	エネルギー量（kcal）	アミノ酸量（g）

2.2. 症例に対する処方提案
①脂肪乳剤の使用
●脂肪は1gあたり9kcalの高エネルギー基質である。これにより、水分負荷量を増やさずに高カロリーを投与することが可能なので、水分の過剰負荷が回避できる。
●COPDのような呼吸器疾患患者は程度の差はあるが、肺性心あるいは滴状心となっている可能性が高いので、その点でも水分の過剰負荷の回避が重要である。
●脂肪は呼吸商が0.7であり、産生する二酸化炭素の割合が3大栄養素の中で最も低いので呼吸への負担を小さくできる。
●脂肪乳剤の代謝は、リポプロテインリパーゼ（LPL）活性が律速酵素であるため投与速度には注意が必要である。現在0.1g/kg/hの投与速度が推奨されている。
●ただし、重症の呼吸不全患者では、1g/体重kg/日以上の脂肪乳剤の投与では酸素化障害を生じるとの報告があるので注意する。

（参考：Hwang TL et al、Effects of intravenous fat emulsion on respiratory failure. Chest 1990；97：934-938）

②血清カリウム値の確認
　COPDのβ2刺激剤にはインスリン分泌能があるためG-I-Kの理論により血清Kは細胞内へ移行する傾向となり、検査において低値を示すことが多い。したがって、血清

K値に注意しておく。

③COPD患者への栄養管理

- 健常者の呼吸筋のエネルギー消費量が36〜76kcal/日であるのに対し、COPDの患者ではそのおよそ10倍である430〜720kcal/日に増加する。同時に摂食量が低下し、大きな負荷がかかっている。そこに呼吸筋が萎縮する現象がみられ、さらにその呼吸筋の萎縮は呼吸困難の増悪をもたらして、呼吸筋の負荷を増加させる。
- したがって、適切な栄養管理を行わずにリハビリテーションを施行すると、逆に筋肉の萎縮をまねくことが考えられるので注意する。
- 特にBMIが20以下の患者では、食事指導を含めた早期栄養介入が必要である。経腸栄養剤を用いた経口栄養補給をすること。
- 急性増悪時には経口摂取が困難なことが多く、また誤嚥性肺炎を併発する可能性もある。したがって、誤嚥のリスクのある患者には静脈栄養（TPN）も有用である。
- ただし、必要量以上のカロリー補給は意味がないとの報告*もあるので、適正な投与カロリーを考える。また、長期栄養不良を認める患者に対し、強制的かつ急速に大量の栄養を投与するとrefeeding syndromeを誘発するリスクがあるので注意する。

（*Ferreira IM et al Nutritional supplementation in stable chronic obstructive pulmonary disease.）

≪体験実習5-2　フィジコモデルを用いたフィジカルアセスメント≫

病態の異なったフィジコモデル（フィジコ病態モデルA、フィジコ病体モデルB）を用い、下記表を参考にそれぞれフィジカルアセスメントを行う。

- COPD患者の呼吸音の特徴を把握する。
- COPD患者の急性増悪時（入院時）と安定時（退院前）の呼吸音の違いも考察する。
- どちらのモデルが2.1.で呈示した患者の退院前の安定した状態かを判断する。

バイタル測定	脈　　拍： 　　/分（橈骨動脈） 血　　圧： 　　/　　mmHg（右）　/　　mmHg（左）
フィジコ 病態モデル A	瞳孔反射： 正常　　異常 肺雑音： なし　　あり（　　　　　　） 心雑音： なし　　あり（　　　　　　） 腸　音： 正常　　異常（　　　　　　） 血　圧： 　　/　　mmHg 脈　拍： 　　/分
フィジコ 病態モデル B	瞳孔反射： 正常　　異常 肺雑音： なし　　あり（　　　　　　） 心雑音： なし　　あり（　　　　　　） 腸　音： 正常　　異常（　　　　　　） 血　圧： 　　/　　mmHg 脈　拍： 　　/分

第6章 臨床現場におけるフィジカルアセスメントと輸液管理

1．身体所見（フィジカルアセスメント）

Physical assessment とは身体の状態を評価することであり身体所見と呼ぶ。理学的所見という言葉は使用しない。なぜなら physical findings の訳を明治時代に間違えたのが原因である。physical の意味は身体という意味で理学（physics）ではない。

2．医学部におけるテュートリアル教育

能動学習を促す教育システムで自学自習が原則である。小人数の学生グループが議論しつつ学習を進める。議論はテューターにより指導される。勉強の材料と方向性はディレクターにより示される。問題解決型の学習であり、自分で見つけた問題を自分で解決しつつ勉学を深める。
①課題のシート配布（症例提示）
②役割の決定
③討論開始（ブレインストーミング）
④課題シートの読み直し
⑤テューターの対応、ディスカス
⑥重要度の検討、優先順位の確認、改善点の確認
⑦自己学習
⑧第2回目討論

3．医学部における OSCE（Objective Structured Clinical Examination：客観的臨床能力試験）

事例：胸部診察（バイタルサインの測定）について
①聴診器の使用と手指消毒
②肺の診察（前胸部・背部）：視診、打診、聴診
③その他背部の診察

④心臓の診察：視診、触診、聴診
⑤頸部血管の診察
⑥バイタルサインの測定：上肢・下肢の脈拍および血圧測定

4．フィジカルアセスメントの位置づけ

病歴と身体診察
①確認（identification）：氏名、年齢、性別、紹介医、情報提供方法（例えば患者自身、親類、以前の診療録）と情報提供方法の信頼性。
②主訴（chief complaint）：病状を患者自身の言葉で述べ、いま問題になっていることを書く。
③現病歴（history of the present illness：HPI）：現在の病状を記載する（性質、強さ、どのような状態で起こるか、解剖的部位、放散、経過、持続、間欠的、悪化、回復、随伴する因子など）。関連する病歴（症状に対する以前の治療、危険因子、関係する陰性所見）。他の現在問題となる重要な点。
④既往歴（past medical history）：現在の服薬（市販品も含める）状況。アレルギー、外科手術、入院、輸血、外傷、糖尿病、高血圧、心筋梗塞、脳卒中、消化性潰瘍、喘息、肺気腫、甲状腺、腎疾患、出血異常、癌、結核、肝炎、性行為感染症など。
⑤家族歴（family history）：血縁者の年齢、状態（生存・死亡）と血縁者の医学的問題。
⑥精神社会的暦（phychosocial (social) history）：ストレス（経済的、重要な関係、仕事あるいは学校、健康）、援助（家族、友人、その他重要な人、聖職者）、ライフスタイルの危険因子、患者プロフィール。
⑦システムレビュー（review of system）系統診察結果報告：日本では通常行われていないが、米国では必須項目である。
⑧身体所見（診察）（physical examination）：全身、バイタルサイン、皮膚、頭、眼、耳、鼻、喉、首、胸部、心臓、乳房、腹部、泌尿生殖、骨盤、直腸、骨格筋、末梢血管、神経、運動神経、小脳、感覚神経、反射。
⑨検査（database）：病歴と身体所見から必要な検査、X線をオーダーする。
心電図、胸部X線、心臓肥大、尿検査、PT、PTT、生化学プロフィール、全血球数など。
⑩問題リスト（problem list）：問題の記入日、発生日、重症の問題点から番号をつける。状態によって問題を分類する。
⑪評価（assessment）：鑑別診断を必要とする現在の問題点の検討と評価。
⑫方針（plan）：さらに必要な検査や治療、専門医へのコンサルテーションなど。

（参考：スカット・モンキーハンドブック：基本的臨床技能の手引きより
監訳者/飯野靖彦/㈱メディカル・サイエンス・インターナショナル）

5．主訴から展開する診断学

　薬剤師にとって「患者の状態を把握する」ことは薬剤の副作用を防止する、あるいは早期に発見し重篤化を防止することは非常に重要である。そのためにはカルテの閲覧などの間接的な情報収集のみに終始するのではなく、必要に応じて脈拍や血圧などのバイタルサインの測定や、触診、視診といった「フィジカルアセスメント」によって患者から直接的に情報を得る行為が不可欠となる。

　疾患と身体所見、使用薬剤、副作用を常に関連づけて日々の業務にあたることが重要である。そこで下記のような研修を行い、主訴から展開する診断および処方、副作用を関連づけて考える研修を行う。

　主訴（例：体重減少）から予想される疾患を挙げ、その疾患から考えられる身体所見、治療にあたって使用する薬剤と注意すべき副作用を考える。

主訴事例：体重減少、体重増加、浮腫、発熱、不眠、頭痛、胸痛、胸やけ、腹痛、関節痛など。

主訴　事例：＿＿＿＿＿＿＿＿＿＿＿＿＿＿＿＿

	疾患	想定される身体所見	使用薬剤	注意すべき副作用
1				
2				
3				
4				
5				
6				

6．輸液の処方から期待される効果と副作用による身体所見の変化

　事例として輸液管理する疾患を挙げ、その疾患からどのような身体所見が想定できるか、その患者にどのような輸液を処方するか、その輸液治療によってどのような副作用・身体所見に気をつけるか、予測される効果と評価のための身体所見は何かを考える。

事例	疾患	身体所見	使用薬剤（輸液）	注意すべき副作用と身体所見	予測される効果・評価と身体所見
1					
2					
3					
4					

memo

索 引

―― アルファベット ――

C
COPD　58
COPD 患者への栄養管理　60

D
DEHP　6
DEHP フリー　6

H
H₂ブロッカー　37
HOT　58

I
IV プッシュ法　49

N
NG チューブ（nasogastric tube）　22

O
OSCE　61

P
PC　7
PC 製の三方活栓　8
PEG　22, 23, 24
PEG-J　27
pH 依存性　46
pH 調整剤　40, 41
pH 変化量　44, 45
pH 変動試験　40, 48

pH 変動試験結果　41
pH 変動試験のデータ　43
pH 変動スケール　41, 42, 46, 51
pH 予測法　45
PICC　11
PPI　37
PPN 輸液　47
PTEG　27
Pull・Push 法　23, 24
PVC　6, 7
PVC 製デバイス　6
PVC フリー　7
PVC フリーチューブ　7

R
RB　4
RTH 製剤　32, 34

S
SB　4, 5

T
TOTM　6
TPN　11, 12, 60
TPN 輸液　47
TPN 用キット製剤　13

X
X 線検査装置　2

和文

あ
アバタセプト　8
アルサルミン細粒・液　37
アレビアチン錠・散　36

い
胃酸抑制剤使用中　37
一般医療機器　1
医療事故防止対策通知　16
胃瘻カテーテル　22, 23, 24, 26
イントロデューサー原法　24
イントロデューサー変法　24
イントロデューサー法　23, 24

え
栄養管セット　25, 32, 34
液状経腸栄養剤　34
液状のツインラインNF　30
エレンタールP　30
エンシュア　31
エンシュア・H　30
エンシュア・リキッド　30
延長チューブ　3, 19, 20

お
オメプラール　37
オメプラゾールナトリウム注射剤　52

か
外的要因　12
ガイドワイヤー　23, 24
外部ストッパー　24, 25, 26
界面活性剤　6
ガスター　37

可塑剤　6
カテーテル挿入術　11
簡易懸濁法　35
患者の内的要因　12
緩衝係数　44
乾性ラ音　57
冠動脈ステント　1
管理医療機器　1

き
希釈効果　48
期待される効果と副作用　63
逆流防止弁　18
吸着　6, 7, 9, 39

く
クランプ　3, 16
クレンメ　3

け
経管栄養管理　35
経管栄養処置　37
経管栄養法　22
経管経腸栄養法　27
経口栄養法　22
経口栄養補給　60
経腸栄養管理　21, 32
経腸栄養剤　21, 27, , 28, 31, 36, 37, 60
経腸栄養剤注入口　24, 25
経腸栄養剤投与　35
経腸栄養注入セット　1
経腸栄養の効果　22
経腸栄養療法　21, 22
経皮内視鏡的胃瘻造設術　23

経鼻法　22
頸部食道瘻　27
血圧測定　56
血清カリウム値の確認　59
血糖測定器　1

こ
高度管理医療機器　1
誤嚥性肺炎　27
呼吸音　56
コロトコフ音　56
混注用デバイス　12

さ
最終pH　40
在宅酸素療法　58
三方活栓　3

し
ジゴキシン　37
ジゴシン錠・散　37
湿性ラ音　57
刺入部の汚染　12
シプロキサン錠　36
脂肪酸組成の構成　31
脂肪乳剤　9, 17
脂肪乳剤の使用　59
脂肪乳剤の投与　59
収着　6, 7, 39
消化管通過障害　27
消化吸収能力の低下　29
消化態経腸栄養剤　21, 27, 28, 29, 32
消化態濃厚流動食　27, 28
脂溶性の薬剤　6
小児用細粒　37

静脈栄養　60
静脈栄養管理　21
静脈穿刺　4
静脈注射　5, 19
静脈注射用シリンジ　24
静脈留置針　6
食塩　36
シリンジポンプ　1, 2, 14, 15, 16, 17
心音の聴診　57
シングルヘッドの聴診器　56
人工心肺装置　1
人工濃厚流動食　28
身体への侵襲性　1

す
スクラルファート　37
ステンレス製の針管　4
スロービッド　37

せ
制酸剤使用中　37
生物由来製品　1
成分栄養剤　21, 27, 28, 29
成分経腸栄養剤　29
接触汚染のリスク　13
設置管理医療機器　2
セフジニル　37
セフゾンカプセル　37
穿刺デバイス　4
専用輸液セット　15

た
タガメット　37
タケプロン　37
断続性ラ音　57

蛋白不耐症　29

ち
チェストピース　56
注射針　4
注射用カンレノ酸カリウム　51
中心静脈栄養　11
中心静脈用カテーテル　1
チューブガイド　17
チューブガイドの設置　16
チューブ型　24
チューブクランプ　17
チューブの素材　7
腸音　58
腸管減圧法　27
聴診器の使い方　56

つ
ツインラインNF　30
通常配合変化表　48

て
テイガスト液　37
テオドール　37
テオフィリン　37
滴下数制御方式　14, 15
デプロメール錠　37
テュートリアル教育　61
電解質輸液（剤）　45
点滴速度変化　39
点滴筒　3
天然濃厚流動食　27, 28

と
導尿用カテーテル　1

特定保守管理医療機器　1

な
内部ストッパー　24, 25, 26

に
ニードルレス　13
ニードルレスデバイス　12
ニューキノロン抗菌薬　36

ね
粘度調製剤　37

の
濃厚流動食　28

は
配合手技　48
配合順序　43
配合変化　20, 39, 41, 42, 43, 46, 48, 49, 50, 51, 53
配合変化試験の結果　49
配合変化事例　39
配合変化のリスク　13
バイタルサイン　55
バイタルサインの測定　61, 62, 63
バイタル正常値　55
バイタル測定　60
針刺し事故対策　5
針刺し事故防止　12
針なしシリンジ　1
バルーン・チューブ型　24
バルーン・ボタン型　25
バルーン型　24, 26
半固形化経腸栄養剤　34

半消化態経腸栄養剤　21, 27, 28, 30, 31,
　　32, 34
半消化態濃厚流動食　27, 28
バンパー・ボタン型　24, 26
バンパー型　24, 26

ひ
皮下トンネル　11
ヒダントール錠　36
必須脂肪酸欠乏症　30
瓶針　3

ふ
フィーディングチューブ　25
フィジカルアセスメント　60, 61, 62
フィジコ病態モデルA　60
フィジコ病体モデルB　60
フィジコモデル　60
フィルタ目詰まり　9
フィンガータイプ　14
フェニトイン　36
フェニトインナトリウム注射液　53
プライマリ・ケア実践　55
プライミング　3, 13, 17
フラッシング　50, 53
フリーフロー　16
粉末状のエレンタール　30

へ
閉鎖式　12, 13
閉鎖式デバイス　13
閉鎖式ライン　13
変化点pH　40

ほ
ボタン型　24, 25
ポリ塩化ビニル　6
ポリカーボネイト製デバイス　7
ポリプロピレン製の針基　4

ま
末梢静脈挿入式中心静脈カテーテル　11
末梢点滴　17
マレイン酸フルボキサミン　37
慢性閉塞性肺疾患　58

み
ミッドラインカテーテル　11
ミリプラチン水和物　8

や
薬液の汚染　12
薬学的管理指導　55

ゆ
有機酸と電解質　46
輸液管理　1
輸液セット　2, 3, 4, 6, 9, 14, 15, 16, 17
輸液セット・輸液ポンプの役割り　17
輸液セットのプライミング　13
輸液の処方　63
輸液バッグ　49
輸液フィルタ　3, 9
輸液フィルタの役割　8
輸液ポンプ　1, 2, 14, 15, 16, 17, 18
輸液ポンプ用輸液セット　1
輸液用ゴム栓　8
輸液ライン　3, 12, 13, 18
輸液ラインの組み立て　3

輸液ルート内　49
輸注ポンプ　13, 14

よ

溶出　6
容積制御方式　14, 15
翼状針　4, 5, 6

ら

ラコール NF　30, 31

り

留置針　4, 5, 6
流動食　21

る

ルボックス錠　37

れ

連続性ラ音　57

ろ

ローラータイプ　14

わ

ワーファリン錠　36
ワルファリンカリウム　36
ワンショット　19, 20
ワンバッグ法　49

目からうろこ
輸液栄養時におけるフィジカルアセスメント・配合変化・
輸液に用いる器具

2014年5月30日　第1刷発行

編　集　一般社団法人 東京都病院薬剤師会

発　行　株式会社 薬事日報社

　　　　〒101-8648　東京都千代田区神田和泉町1番地

　　　　電話　03-3862-2141（代表）　FAX　03-3866-8408

　　　　URL　http://www.yakuji.co.jp

印刷・製本　昭和情報プロセス 株式会社

表紙デザイン　株式会社 アプリオリ

ISBN978-4-8408-1268-9

・落丁・乱丁本は送料小社負担でお取り替えいたします．
・本書の複製権は株式会社薬事日報社が保有します．

memo

memo

memo